Isabell Schönleben

Heilende Blütenessenzen selbst gemacht

Den Zugang zur Seele der Natur finden. Mit genauen
Anleitungen zu Herstellung und Anwendung der Blütenessenzen

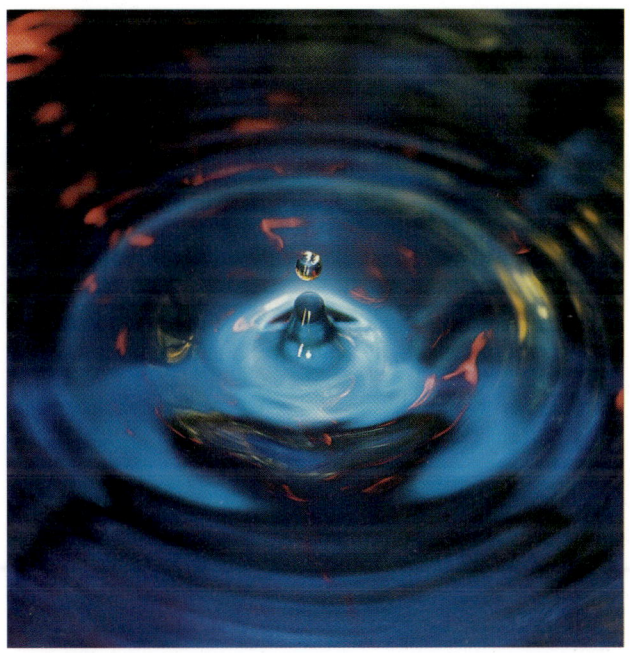

Südwest

Inhalt

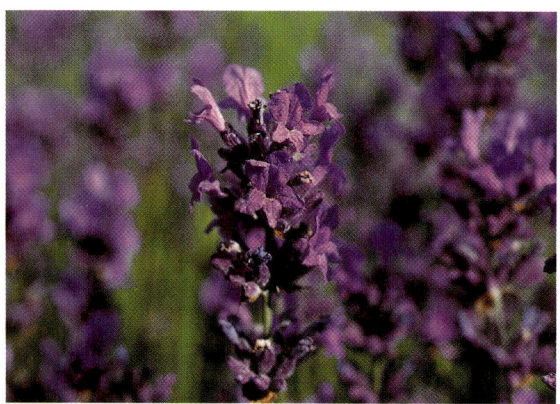

Lavendel fördert die Entschlusskraft.

Vorwort 4

Blüten – die sanften Heiler der Natur 6
Die Pioniere – Bach-Blüten 7
Blüten aus dem heimischen Umfeld 12

Heimische Essenzen im Überblick 16
Artischocke – die Vitalitätsblüte 17
Beinwell – die Flexibilitätsblüte 19
Birke – die Paradiesblüte 22
Brennnessel – die Optimismusblüte 24
Hamamelis – die Herzensblüte 26
Holunder – die Ehrlichkeitsblüte 29
Jasmin – die Lebenslustblüte 31
Königskerze – die Souveränitätsblüte 34
Lavendel – die Entscheidungsblüte 36
Löwenzahn – die Toleranzblüte 39
Rhododendron – die Integrationsblüte 41
Ringelblume – die Angstlöserin 43
Sonnenhut – die Selbstständigkeitsblüte 46

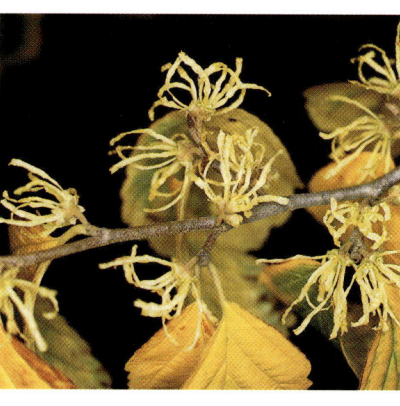

Hamamelis gibt Kraft für den Weg aus der inneren Isolation.

Inhalt

Spitzwegerich – die Erfolgsblüte	48
Wermut – die Blüte für das rechte Maß	51

In der Natur können wir uns selbst wiederfinden.

Von der Blüte zur Essenz 54

Die richtigen Pflanzen erkennen	54
Das Sammeln der Blüten	55
Die Herstellung der Essenzen	57
Die traditionellen Methoden	58

Der Weg zur passenden Essenz 62

So erforschen Sie sich selbst	63
Die richtige Blütenessenz	67
Intuition – das unbewusste Wissen	72
Blütenessenzen intuitiv auswählen	75
Mischung und Einnahme der Blütenessenzen	77
Mit Blütenessenzen andere behandeln	86

Die eigenen Blüten finden 88

Entdecken Sie die Natur neu	90
Blüten für jede Lebenslage	92
Heilende Blütenkräfte erspüren	93
Über dieses Buch	95
Register	96

Die Gewinnung der Essenzen macht zwar Arbeit; es lohnt sich jedoch.

Vorwort

Die Natur gibt uns seit jeher die besten Antworten, wenn wir uns nicht gut fühlen, wenn uns seelische Probleme belasten oder sogar körperliche Beschwerden quälen. Dabei steht ihr ein großes Repertoire an Ausdrucksmöglichkeiten zur Verfügung, denn die Natur ist voller Zeichen, die wir unbewusst verstehen können.

Doch wie funktioniert dieses intuitive Verstehen? Bei jedem natürlichen Phänomen und jedem Lebewesen handelt es sich um ein abgeschlossenes Energiesystem. So sendet jeder Mensch, jedes Tier, jede Pflanze, aber auch jeder Stein feinstoffliche Informationen aus. Diese Botschaften aus der belebten wie aus der unbelebten Natur können von unserem Unterbewusstsein empfangen werden. Während man beim Menschen von einer gewissen Aura spricht, die auf seine Umwelt ausstrahlt, geht man beispielsweise bei Edelsteinen oder Pflanzen von so genannten Schwingungen aus. Diese Schwingungen wirken auf der geistig-seelischen Ebene und können uns hier auf sanfte Weise beeinflussen. Besonders hilfreich sind diese Nachrichten dann, wenn wir das Gefühl haben, aus unserem inneren Gleichgewicht geraten zu sein.

Konzentrierte geistig-seelische Energien

Die feinstofflichen Botschaften der Pflanzen sind in ihren Blüten konzentriert. Dabei enthält jede Pflanzenart und jede Blüte eine ganz bestimmte Information. Ihre heilsamen und ausgleichenden Qualitäten wirken gezielt gegen emotionale Verstimmungen und haben so einen wohltuenden Einfluss auf unser geistig-seelisches Wohlbefinden.

Wir können diese geistig-seelischen Aspekte, die die Blüte verkörpert, durch Blütenessenzen aufnehmen. In dieser Form können die Schwingungen der Blüte, die hoch konzentriert in einer Lösung aus Wasser und Alkohol enthalten sind, dort eingreifen, wo unsere eigenen blockiert sind und wir uns unwohl oder krank fühlen.

Neben den Pflanzen können auch Mineralien, Metalle und Edelsteine bei der Behandlung von seelischen und körperlichen Störungen eingesetzt werden. Ihre feinstofflichen Energien bewirken ebenso wie die der Blüten eine Harmonisierung der inneren Kräfte. In der tibetischen und der ayurvedischen Medizin beispielsweise gehören die Edelsteine zum Standardrepertoire an natürlichen Heilmitteln.

Den Fluss der Lebensenergie anregen

Unsere geistig-seelische Gesundheit und damit auch unser körperliches Wohlbefinden hängen vom freien, gleichmäßigen Fluss der Lebensenergie in unserem Körper ab und von der Harmonie ihrer Schwingungsfrequenzen. Helfen können die Blütenessenzen insofern, als jede Blüte gezielt eine bestimmte Lebenssituation oder eine bestimmte Störung in uns ansprechen kann. Mit der ihr eigenen Schwingungsfrequenz erreicht sie uns genau dort, wo unsere Energie gehemmt ist. So kann die zum jeweiligen geistig-seelischen Thema passende Blütenessenz einen wirksamen Anstoß zur tiefgreifenden Gesundung geben.

Seelische Prozesse werden wieder in Gang gebracht und innere Konfliktpotenziale aufgelöst. Das uns Hemmende wird durch die feinstofflichen Informationen der Pflanze umgewandelt und wieder in gesunde und konstruktive Bahnen gelenkt. Durch die harmonisierende und regulierende Wirkung auf das Seelenleben wird auch das gesamte körperenergetische Zusammenspiel wohltuend beeinflusst. Wir fühlen uns ausgeglichen im Umgang mit uns selbst und unserer Umwelt und sind im Einklang mit Körper und Seele.

Selbstbehandlung ohne Nebenwirkungen

Alle natürlich heilenden Blütenessenzen zeigen auch bei längerer Anwendung keine Nebenwirkungen, und Sie können sie problemlos selbst herstellen. Die hier vorgestellten Essenzen stammen alle aus Blüten, die auch in unseren Breiten gedeihen und daher in vielen Gärten und in der freien Natur zu finden sind. Wir zeigen Ihnen ihre Wirkung und die jeweiligen Anwendungsmöglichkeiten, aber auch wie man die Heilkraft von Blüten erkennen, ihre spezifischen Energien erspüren und diese für seine individuellen Bedürfnisse nutzen kann. Denn jede Pflanze lehrt uns auf ihre besondere Weise, Lebenskraft zu entfalten, die Entwicklung der eigenen Persönlichkeit zu fördern und zu innerer Stärke und Selbstbewusstsein zu finden. Lassen Sie Blütenessenzen zur Kraftquelle für Gesundheit, Harmonie und Lebensfreude werden!

Bevor der Mensch im Laufe der Erdgeschichte die Bühne betrat, waren die pflanzlichen Wesen bereits vollständig entwickelt und hatten sich in vielen Gattungen und Arten ausgeprägt. Aus diesem Grunde wird ihnen nachgesagt, sie trügen das kosmische Wissen von der Entwicklung der Erde in sich.

Die Blüte wird in vielen Religionen als das Symbol der höchsten Entwicklung und Daseinsentfaltung angesehen. Denken wir nur an die buddhistische Lotusblüte oder die christliche Lilie. Die Bedeutung der Blüte geht damit weit über die als Heilpflanze hinaus.

Blüten – die sanften Heiler der Natur

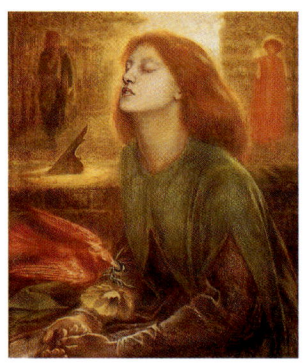

Die Kunst wehrte sich zu Ende des 19. Jahrhunderts gegen die Mechanisierung des Menschenbildes in der Industriekultur.

Die Heilkraft der Pflanzen kannte man in allen hochentwickelten Kulturen. Sie wurden nicht nur als Teeaufguss, sondern auch als Tinkturen, für Auflagen und Wickel, aber auch als ätherische Öle, die über unseren Geruchssinn auf uns einwirken, eingesetzt. Heute erlebt die Pflanzenheilkunde eine Renaissance, weil viele Menschen der modernen Medizin überdrüssig sind und sich auf die Wurzeln der traditionellen Heilkunde besinnen.

Dem Verbraucher von Produkten der Pharmaindustrie ist häufig kaum bewusst, dass über Jahrhunderte hinweg vor allem Pflanzen dem Menschen als Arzneimittel dienten. In der Volksmedizin war die Pflanzenheilkunde eine der tragenden Säulen, viele traditionelle Hausmittel zeugen davon. Mit den Fortschritten von Chemie und Medizin setzte die moderne Arzneimittellehre jedoch überwiegend synthetische, im Labor hergestellte Wirkstoffe ein.

Zurück zur Natur

In vielen Fällen hat sich auch bewahrheitet, dass der sorglose Umgang mit Pharmaka eine Einbahnstraße darstellt: In der Regel zielen sie allein auf die einzelnen Symptome ab und nicht auf die Gesamtheit der seelischen oder körperlichen Ursachen. Eine Krankheit kann so jedoch meist nicht völlig geheilt werden. Deshalb kommen bei einer rein medikamentösen Behandlung Rückfälle recht häufig vor, von den schädlichen Nebenwirkungen ganz zu schweigen. Natürliche Heilmittel erleben daher seit einigen Jahren einen Boom. Sie wirken nicht nur auf den Körper, sondern auch auf Geist und Seele, und sind bei richtiger Anwendung meist nebenwirkungsfrei.

Auch Blütenessenzen gehören zu den sanften Naturheilmitteln und besitzen deren enorme Vorteile. Wie andere pflanzliche Heilmittel auch, ersetzen sie aber bei nicht zweifelsfrei abgeklärten organischen Beschwerden keinesfalls einen Arztbesuch. Naturheilmittel können eine fachmedizinische Behandlung zwar jederzeit unterstützen, aber in schwer wiegenden Fällen keinesfalls ersetzen! Sprechen Sie in solchen Fällen die Behandlung mit Blütenessenzen mit Ihrem Arzt ab.

Die Pioniere – Bach-Blüten

Die Behandlung mit Blütenessenzen geht zurück auf den englischen Arzt Dr. Edward Bach, der diese ganzheitlich orientierte Therapieform in den zwanziger und dreißiger Jahren unseres Jahrhunderts entwickelte. Er wandte sich damit gegen die klassische Schulmedizin mit ihrem mechanistischen Weltbild. Der Körper wird hier mehr oder weniger als Maschine angesehen, deren Schäden man mittels Eingriffen oder mit Hilfe von Medikamenten beheben kann. Dass eine Krankheit jedoch immer Resultat mehrerer, auch nichtkörperlicher Faktoren ist, wird bei dieser Behandlungsform nicht berücksichtigt.

Krankheit als Ausdruck seelischer Not

Bach stellte während seiner Tätigkeit als Arzt fest, dass die meisten organischen Krankheiten auf seelische Probleme zurückzuführen sind. Was also lag näher, als zunächst die Seele zu behandeln, um den kranken Organismus heilen zu können?
Gesundheit bedeutet in diesem Sinne, dass Körper, Geist und Seele in Harmonie zueinander stehen. Krankheit entsteht nach Bachs Ansicht, wenn dieses Gleichgewicht gestört ist, wenn negative Seelenzustände auftreten. Diese Zustände fasste Bach in 38 grundlegenden Gefühlsmustern zusammen.
Angeregt durch die Wirkweise der homöopathischen Mittel Samuel Hahnemanns suchte auch Bach in der Natur nach Heilkräften, die ausgleichend auf die Seele wirken konnten. Er entdeckte dabei, dass die Blüten bestimmter Pflanzen in den Frequenzen ihrer energetischen Schwingungen mit dem »Energiefeld Mensch« übereinstimmten. Jedem menschlichen Seelenzustand ließ sich eine entsprechende Blüte zuordnen, aus der Bach ihre Essenz herstellte. Seine Theorie war: Ist eine seelische Frequenz im Menschen verzerrt, kann die korrespondierende Blütenessenz regulierend eingreifen. Sie hilft, die Seele zu reinigen, Negativzustände zu be- und verarbeiten, geistige Blockaden aufheben und damit das innere Gleichgewicht wiederherzustellen.

Es ist das Verdienst Dr. Samuel Hahnemanns (1755–1843), das seit Urzeiten bekannte Wissen über die Heilkräfte der Pflanzen zu einem umfassenden Behandlungssystem entwickelt zu haben.

Von Hahnemann stammt auch das Prinzip der Potenzierung pflanzlicher und mineralischer Kräfte. Zu diesem Zweck entwarf er ein besonderes System zur Umwandlung der so genannten Ursubstanzen. Während vieler Zubereitungsstufen verliert die Substanz durch die Potenzierung ihren stofflichen Charakter und wird in etwas Unstoffliches verwandelt. Man spricht dann vom Wesen der Ursubstanz, das in das Heilmittel übergegangen ist.

Über die Seele den Körper heilen

Bach-Blüten wirken direkt auf den seelischen Allgemeinzustand des Menschen und damit indirekt auf seinen Organismus ein. Auf diese Weise können auch körperliche Beschwerden, die eindeutig seelischer Natur sind, bei längerer Anwendung gründlich ausgeheilt werden. Ausheilen bedeutet im bachschen Sinne jedoch nicht nur ein Bekämpfen einer akuten Krankheit. Die Bach-Blütenessenzen leisten weit mehr: So kann man mit Hilfe der auf die jeweilige Lebenssituation passenden Blüten das positive und starke Gegenstück zu einer momentanen Schwäche herausarbeiten und entfalten. Diese Schwäche wird von den übergeordneten harmonischen Energieschwingungen der Blüte überflutet, so dass das Negative mit der Zeit völlig verschwindet. Überdies wird die anfängliche Schwäche sogar in ihr positives Gegenstück umgewandelt und entwickelt sich zur Stärke. Der Weg zur inneren Selbstheilung ist damit geebnet. Die Persönlichkeit kommt wieder ins Gleichgewicht, das Ziel der Bach-Blütenbehandlung ist erreicht: Der Mensch ist gesund, vital und – fähig zum Glück.

Die richtige Diagnose

Um die für Sie passenden Essenzen zu finden, ist eine sorgfältige Diagnose Ihrer Lebenssituation notwendig. Zur gründlichen Analyse Ihres derzeitigen Seelenzustandes können Sie einen erfahrenen Bach-Blütentherapeuten aufsuchen. Er steht Ihnen im Gespräch zur Seite und kann Ihnen dabei helfen, Ihr Problem oder Ihre derzeitige Schwäche einzukreisen. Sie können aber auch selbst eine Analyse vornehmen und dann eine Auswahl der Blütenessenzen, deren Wirkstoffe derzeit zu Ihnen passen, treffen. Im Normalfall handelt es sich dabei um vier bis fünf Essenzen. Die Zusammenstellung der einzelnen Substanzen sollten Sie alle vier bis sechs Wochen überprüfen. Tritt eine Verbesserung oder Veränderung des Gemütszustandes ein, können Sie die Anzahl der Essenzen reduzieren oder nach Wunsch eine Blüte durch eine andere ersetzen. Lesen Sie hierzu auch ab Seite 63.

Bach betont in seinem Buch »Heile dich selbst«, dass es bei der Heilung eines Kranken nicht auf den Namen seines Leidens ankomme. Allein der negative Gemütszustand, der sich hinter der körperlichen Störung verbirgt, entscheide bei der Behandlung. In der Diagnose muss daher herausgefunden werden, wo das innere Gleichgewicht aus dem Lot geraten ist.

Individuelle Zusammenstellung der Blüten

Allgemeine Empfehlungen

Bleiben Sie über einen längeren Zeitraum bei Ihrer einmal gewählten Mischung aus vier bis fünf Essenzen. Die momentane Verstimmung Ihrer Gemütslage ist schließlich auch nicht von heute auf morgen zustande gekommen. Statt dessen hat sie längere Zeit, unter Umständen sogar Jahre dazu gebraucht, sich so zu manifestieren, dass Sie das Gefühl haben, vor einem unüberwindlichen Problem zu stehen, sich in einem bestimmten Lebensaspekt zu schwach zu fühlen oder immer wieder mit den gleichen negativen Situationen in Ihrem Umfeld konfrontiert zu werden. Ihre Seele braucht daher auch genügend Zeit, um sich umstimmen zu können und zu heilen.

Verbessert sich Ihr Seelenzustand durch die Behandlung mit den Essenzen in einem Bereich, und Sie haben das Gefühl, hier stabil zu sein, so sollten Sie Ihre individuelle Mischung nach und nach variieren, indem Sie jeweils eine Essenz durch eine neue ersetzen. Auf diese Weise können Sie die Zusammensetzung Ihren verbesserten oder veränderten Lebensumständen anpassen. Je nach Stimmungslage können Sie auch problemlos heimische Blütenessenzen mit den klassischen Bach-Blüten mischen.

Verändert sich Ihr Gemütszustand während der Behandlung mit Bach-Blüten, so sollte die Mischung aus den einzelnen Essenzen an die neue Lebenssituation angepasst werden. Aus diesem Grunde empfiehlt sich alle drei bis vier Wochen während der Blütenbehandlung eine Selbstanalyse.

Die Blütenessenz »vergeistigt« die pflanzliche Substanz. Jede Blütenart hat ihre besondere Wirkung auf den Gemütszustand, wie schon die bekannten Bach-Blüten zeigen.

Edward Bach entwickelte eine spezielle Zubereitungsform seiner Essenzen. Um die feinstoffliche Information, das Wesen der Pflanze, aus den Blüten zu lösen, setzte Bach sie in reines Wasser eingelegt dem Sonnenlicht aus.

Nach einer schweren Operation erholte sich Bach auf dem Lande. Bei seinen Spaziergängen durch die Natur stellte er im Selbstversuch fest, dass der Tau einer Blüte positiv auf bestimmte negative Gemütszustände wirkte. Der erste Schritt zur Bach-Blütentherapie war damit getan.

Bach-Blüten im Überblick

Bei Angst:
Aspen (Zitterpappel, Espe)
Cherry Plum (Kirschpflaume)
Mimulus (Gefleckte Gauklerblume)
Red Chestnut (Rote Kastanie)
Rock Rose (Sonnenröschen)

Bei Mutlosigkeit, Verzweiflung:
Crab Apple (Holzapfel)
Elm (Ulme)
Larch (Lärche)
Oak (Eiche)
Star of Bethlehem (Doldiger Milchstern)
Pine (Schottische Kiefer)
Sweet Chestnut (Edelkastanie)
Willow (Gelbe Weide)

Bei fehlendem Interesse an der Realität:
Chestnut Bud (Knospe der Rosskastanie)
Clematis (Weiße Waldrebe)
Honeysuckle (Geißblatt)
Mustard (Wilder Senf)
Olive (Olive)
White Chestnut (Rosskastanie)
Wild Rose (Heckenrose)

Bach-Blüten im Überblick

Bei Unsicherheit:	Cerato (Bleiwurz) Gentian (Herbstenzian) Gorse (Stechginster) Hornbeam (Weißbuche) Scleranthus (Einjähriger Knäuel) Wild Oat (Waldtrespe)
Bei Einsamkeit:	Heather (Heidekraut) Impatiens (Drüsentragendes Springkraut) Water Violet (Sumpfwasserfeder)
Bei Übersensibilität:	Agrimony (Odermennig) Centaury (Tausendgüldenkraut) Holly (Stechpalme) Walnut (Walnuss)
Bei übermäßiger Sorge um andere:	Beech (Rotbuche) Chicory (Wegwarte) Rock Water (Quellwasser) Vervain (Eisenkraut) Vine (Weinrebe)

Die ersten drei Blüten, bei denen der englische Arzt einen positiven Einfluss auf bestimmte Seelenzustände feststellte, waren Clematis, Mimulus und Impatiens.

In seinem grundlegenden Buch »Heile dich selbst« beschreibt Bach 38 negative Gemütszustände. Ihnen teilte er 38 Blütenessenzen zu, welche er wiederum in sieben Hauptgruppen gliederte.

Bach-Blüten selbst sammeln?

Bei ausgedehnten Spaziergängen in der freien Natur und mit etwas pflanzenkundlichem Wissen kann man beobachten, dass viele der Bach-Blüten auch bei uns gedeihen. Schließlich sind unsere klimatischen Bedingungen denen der britischen Insel nicht unähnlich. Wir machten uns daran, diese Blüten selbst zu sammeln, um daraus Essenzen zu bereiten. Im Laufe von zwei Jahren bekamen wir schließlich einen fast kompletten Bach-Blütensatz zusammen. Unsere Erfahrungen mit ihnen in der Heilpraxis zeigten, dass diese hier gewonnenen Blütenextrakte ebenso wie die Originalessenzen des Bach-Zentrums in Nordengland in der Lage sind, einen Gesundungsimpuls auf der feinstofflichen Ebene im Menschen auszulösen.

Diese Beobachtung führte uns zu folgenden Erwägungen: Warum sollten wir nicht auch die Heilkräfte anderer, von Bach nicht erfasster Blüten nutzen und aus ihnen wirksame Essenzen gewinnen? Ist es nicht naheliegend, dass wir zu Blüten, die in unserer unmittelbaren natürlichen Umgebung wachsen und die wir mit eigenen Händen sammeln und zu Essenzen verarbeiten, eine engere Verbindung haben als zu fertig hergestellten Blütenextrakten, die wir in der Apotheke kaufen können? Kann sich diese Verbindung nicht auch in einer intensiveren Wirkung auf den Seelenzustand ausdrücken?

Blüten aus dem heimischen Umfeld

Um diese Vermutungen zu bestätigen, begannen wir, selbstständig zu experimentieren. Zunächst versuchten wir uns an den Blüten von klassischen heimischen Heilpflanzen, die aus der Volks- und Pflanzenheilkunde bekannt sind. Als erstes stellten wir eine Essenz aus Ringelblumenblüten her, später aus den Blüten der Brennnessel, der Königskerze und des Spitzwegerichs und im weiteren Verlauf unserer Entwicklungsarbeit aus Blüten vieler anderer Pflanzen, die wir in unserer Umgebung und im eigenen Garten sammeln konnten.

Der Anbau der originalen Bach-Blüten erfolgt unter sorgfältiger Aufsicht auf dem Gelände des Bach-Centre in Sotwell, wo der Arzt seine letzten Jahre verbrachte. Ihre Essenzen werden in Vorratsflaschen, die so genannten Stock-Bottles, gefüllt und so in den Verkauf gegeben. Alle 38 Bach-Blütenessenzen können Sie fertig zubereitet im Fachhandel oder rezeptfrei in Apotheken bekommen.

Was leisten selbst gemachte Essenzen?

Als ersten Anhaltspunkt für die Erkundung der Energien bestimmter Blüten und ihrer feinstofflichen Information zogen wir die Einsatzgebiete und Wirkungsbeschreibungen der jeweiligen Pflanze aus der Naturheilkunde in Betracht. Als wesentlicher bei der Untersuchung stellte sich jedoch heraus, dass wir die Pflanzen selbst in ihrer Gestalt, dem unverwechselbaren Geruch und den Farben ihrer Blüten intensiv auf uns wirken ließen – meistens noch an ihren ursprünglichen Standorten in der Natur. Mit der Zeit gelang es uns, die Botschaft der Blüten intuitiv zu erfassen und so herauszubekommen, auf welchen Gebieten ihre heilenden Energien helfen können.

Anschließend stellten wir nach der traditionellen Methode von Bach Essenzen aus den analysierten Blüten her, testeten sie und beobachteten sorgfältig ihre Wirkungsweisen. Dabei konnten wir feststellen, dass die heimischen Blüten in vielen Bereichen ein ähnliches Potenzial wie die klassischen Bach-Blüten aufwiesen. So stecken beispielsweise in der Blüte der Ringelblume Kräfte, die vergleichbar mit denen von Aspen (Espe), Mimulus (Gauklerblume) oder Star of Bethlehem (Doldiger Milchstern) sind. Die Artischockenblüte hingegen hat ähnliche Schwingungen wie Larch (Lärche) oder Mustard (Wilder Senf).

Jede Blüte ist anders

Gleichsetzen kann man die Wirkung der Essenzen aus heimischen Blüten mit der von Bach-Blütenessenzen jedoch keinesfalls. Das liegt daran, dass jede einzelne Blüte, die man zur Essenz verarbeitet, ihren eigenen Charakter, ihre eigene Energieschwingung und individuelle Nuance besitzt. Dabei spielen beispielsweise ihre Farbabstufungen eine Rolle. Diese Unterschiedlichkeit ist auch bei Blüten gegeben, die von ein und derselben Pflanzenart stammen. In ihrer Einzigartigkeit gleichen die Blüten den Menschen: Selbst wenn einer dem anderen ähnlich sein mag, so besitzt doch jeder seine eigene, unverwechselbare Persönlichkeit. Diese steht jedoch immer in einer engen Verbindung mit allem, was sie umgibt,

Jede Blüte bewirkt eine Harmonisierung von negativen emotionalen und psychischen Zuständen. Auf diese Weise stabilisiert sie die Persönlichkeit. Wenn sie auch körperliche Symptome nicht direkt heilen kann, bewirkt sie durch die seelische Reinigung doch eine Stärkung gegenüber psychosomatischen Störungen und Erkrankungen.

Blüten – die sanften Heiler der Natur

Blütenessenzen sind ein Stück Natur. Auch vielen Kindern ist ihr positiver Einfluss intuitiv bewusst.

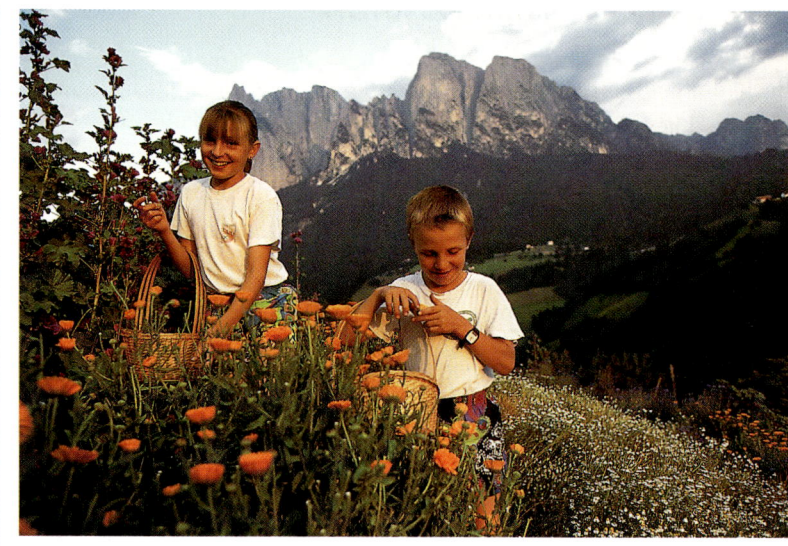

Die Wirkung heimischer Blütenessenzen ist denen der Bach-Blüten vom Grundsatz her ähnlich, da sie auch über ihre Schwingungsenergien wirken. Identisch sind sie jedoch nicht, weshalb Bach-Blüten immer zu den unersetzbaren Bestandteilen der Naturheilkunde gehören werden.

selbst wenn uns dies nicht immer bewusst ist. Ebenso wie die Pflanzen, die in unserer natürlichen Umgebung gedeihen, sind wir hier groß geworden. Nicht ohne Grund spricht man von einem Zusammenhang zwischen dem Klima und der Sonnenintensität einer Gegend und der Mentalität des dort lebenden Menschenschlages. Daher scheinen heimische Gewächse, die unter ähnlichen natürlichen Bedingungen leben wie wir, den Bedürfnissen unseres Organismus auch besser angepasst zu sein.

Führt man den Gedanken fort, erscheint es ganz schlüssig, dass das selbstständige Sammeln der Blüten in der näheren und nächsten Umgebung, also auf Wiesen, auf Feldern und in Wäldern am Wohnort oder im eigenen Garten, tatsächlich deren Wirkkraft verstärkt. Auch der nahe Umgang mit der Pflanze während der Gewinnung der Essenz kann deren Effektivität steigern. Schließlich wird der Bezug zur eigenen Person und zur akuten Problemlage durch die intensive Beschäftigung mit den Blüten während des Sammelns und des anschließenden Herstellungsprozesses der Essenz deutlich intensiviert. Auf diese Weise ist man schon von Anbeginn an empfänglicher für die heilenden Kräfte der heimischen Blüten und ihre harmonisierenden Energien für Seele, Geist und Körper.

Essenzen aus eigener Produktion

Bach-Blüten sind unverzichtbar!

Bach-Blütenessenzen sind die Vorbilder für unsere heimischen Essenzen. Für den Therapeuten wie auch für den interessierten Laien, der sich mit der Heilkraft von Blüten auseinandersetzt und sie für sich in Anspruch nimmt, sollten sie zum klassischen Bestandteil seines Heilmittelrepertoires gehören. Heimische Blüten können Bach-Blüten sinnvoll ergänzen, sie jedoch keinesfalls ersetzen.

Wer schon mit Bach-Blüten vertraut ist, wird die hierzulande wachsenden Pflanzen als Bereicherung empfinden. Gleichermaßen ideal für Profis und Neueinsteiger in das Gebiet der Bach-Blütentherapie sind heimische Pflanzen deshalb, weil man mit ihnen die zur individuellen Lebenssituation passende Essenz selbst herstellen kann. Denn gerade im Selbermachen liegt ein großer Reiz verborgen. Schließlich ist es für jeden von uns sehr befriedigend, kreativ zu sein und etwas aktiv und in Eigenleistung entstehen zu lassen. Wer ist nicht viel stolzer auf ein selbst gemachtes Produkt als auf eines, das er bereits fertig gekauft hat?

Selbermachen verstärkt die Wirkung

Jede Essenz, für die Sie die Blüten selbst gesammelt und die Sie anschließend selbst gewonnen haben, wird eine ganz andere Qualität für Sie besitzen als eine solche, die man abgefüllt und gebrauchsbereit in der Apotheke erwerben kann. Beim Sammeln der Blüten, beim Herstellen und später im Umgang mit den Essenzen werden Sie spüren, dass jede Blüte individuelle Antworten und Hilfestellungen für Ihre ganz persönlichen Fragen und Probleme anzubieten hat.

Als Einstieg in diese Welt der sanften Heiler sollen Ihnen die in diesem Ratgeber vorgestellten 15 Essenzen dienen. Wenn Sie sich mit der Zeit einige Erfahrung mit ihnen erworben haben, können Sie auch dazu übergehen, Ihre »eigenen« Blüten zu suchen, zu denen Sie sich intuitiv hingezogen fühlen und deren Botschaften wertvoll und bereichernd für Ihr Leben sein werden. Anregungen und Vorgehensweisen hierzu finden Sie im letzten Kapitel ab Seite 88.

Das Heilsystem Bachs gilt als komplett und in sich geschlossen. Die Betreiber des Bach-Zentrums in Großbritannien distanzieren sich auch von jeder Ergänzung oder Weiterentwicklung dieser Therapieform und folgen damit strikt dem Auftrag von Edward Bach, sein Werk unverändert zu bewahren.

Heimische Essenzen im Überblick

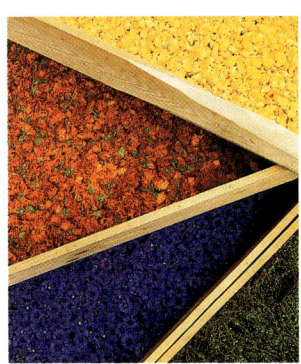

Vielen sind die positiven Eigenschaften getrockneter Blüten durch Tee bekannt.

Aus der Vielzahl der von uns hergestellten Blütenessenzen finden Sie auf den folgenden Seiten eine Auswahl der 15 wichtigsten Pflanzen. Ihre Wirkung wurde vielfach von uns erprobt, lässt sich jedoch, wie bei anderen Blütenessenzen auch, nicht wissenschaftlich untermauern. Bei den hier gemachten Angaben handelt es sich daher um reine Erfahrungswerte im Umgang mit den jeweiligen heimischen Blüten – und keine unumstößlichen Tatsachen. Sie erheben keinesfalls den Anspruch auf Vollständigkeit und lassen sich ohne weiteres um Ihre persönlichen Erfahrungen mit den einzelnen Essenzen erweitern.

Was der Blütenkatalog bieten will

In der Überschrift zu den verschiedenen Pflanzen gibt ein Schlagwort einen ersten Hinweis auf die Wirkungsweise der Blüte. Angaben zum Aussehen der Pflanze, zu Plätzen, wo sie gut gedeiht, zu Blütezeit und Blütenfarbe sowie einige Hinweise auf ihre Bedeutung für die Naturheilkunde finden Sie im botanischen Steckbrief.

Dann werden die negativen seelischen und körperlichen Zustände eines Menschen erläutert, bei denen die Essenz angewendet werden kann. Dabei sollten Sie die Schilderungen nicht zu wörtlich nehmen, sondern als Hinweise auf die grundsätzliche Tendenz eines Negativzustandes der Seele verstehen. Anschließend werden die Wirkung der Essenz in ihren Grundzügen und ihr Umwandlungspotenzial beschrieben. Um festzustellen, ob die beschriebene Essenz in Ihrer derzeitigen Lebenssituation zu Ihnen passt, müssen Sie nicht alle genannten seelisch-geistigen Symptome zeigen. Es kommt bei der Auswahl allein darauf an, das Prinzip der negativen Zustände und die Wirkungsweise einer Blütenessenz genau zu beachten.

Die Behandlung mit Blütenessenzen ist risikolos und bringt auch bei längerer Anwendung keine Nebenwirkungen mit sich. Daher kann sie auch vom medizinischen Laien ohne besonderes Fachwissen angewendet werden. Nicht zuletzt aufgrund ihrer einfachen Handhabbarkeit werden die Essenzen immer beliebter.

Mit Pflanzenkraft gegen Depressionen

Artischocke – die Vitalitätsblüte

PFLANZENSTECKBRIEF

Botanischer Name: Cynara scolymus
Beschreibung: Distelähnliche Pflanze aus der Familie der Korbblütler
Höhe bis zu zwei Meter
Fiederspaltige, unten weiß-filzige Blätter, verdickter Blütenboden mit fleischigen Blattschuppen
Vorkommen: Warme Lagen mit milden Wintern
Blütezeit: Juni bis September
Blütenfarbe: Dunkelviolett
Naturheilkundliche Bedeutung: Anregung der Verdauung
Fördert die Gallensaftbildung
Hemmt die Gallensteinbildung
Senkt die Blutfettwerte und den Cholesterinspiegel

Die Artischocke stammt ursprünglich aus dem arabischen Raum und wurde von dort aus über Handelswege nach Italien gebracht. Dort gilt sie seit Jahrhunderten als wohlschmeckende Delikatesse mit Bitterstoffen, die den Stoffwechsel günstig beeinflussen.

Als Heilmittel wird die Artischocke auch in der Homöopathie eingesetzt.

Jeder von uns hat dieses Grundgefühl schon einmal gehabt. Morgens kommt man kaum aus den Federn, und die Zeit schleppt sich im täglichen Einerlei dahin. Das Leben erscheint grau, eintönig und in Routine ersterbend, Langeweile macht sich breit. Man ist ohne Schwung, jeder Handgriff fällt einem schwer, man fühlt sich lustlos und träge und würde am liebsten alles hinwerfen. Vieles erscheint einem sinnlos und ohne Perspektiven. Gefahren birgt diese Grundstimmung, wenn sie sich als Dauerzustand über mehrere Tage oder gar Wochen einschleicht. Denn in der Regel neigt man in solchen Phasen dazu, sich ganz von der Außenwelt zurückzuziehen. In einer solchen Situation, in der man isoliert vor sich hinbrütet, ist man auch offen für destruktive Gedanken, die einen selbst oder die unmittelbare Umwelt betreffen. Dies führt zu Frustration, Niedergeschlagenheit, Zweifeln am Sinn des Lebens und schlimmstenfalls zu einer Depression. Je mehr man sich abkapselt, desto mehr verschlimmert sich die Seelenlage. Schließlich lässt man nicht mehr dem geringsten Anreiz von außen eine Chance, einen aus der lähmenden Lethargie zu befreien. Jeder benötigt jedoch immer wieder Reize und Bewegung, um geistig-seelisch und körperlich vital zu bleiben. Denn unser Geist wird ebenso wie unsere Körpermuskulatur träge und schlaff, wenn wir ihn nicht trainieren. Um eine solche Lebensphase positiv zu bewältigen, benötigen wir einen Bewegungsimpuls von außen.

Antriebslosigkeit ist ein häufiges Anzeichen einer Depression, die bei längerer Dauer psychotherapeutisch behandelt werden sollte. Ein Mensch, der berechtigterweise erschöpft ist, traurig oder niedergeschlagen, braucht jedoch manchmal nur etwas Abstand und Ruhe.

Kraftspender Artischocke

Diesen Anstoß kann die Blütenessenz der Artischocke geben. Sie zieht den grauen Schleier der Lustlosigkeit von den Augen, befreit den Geist von finsteren Gedanken und schenkt neuen Lebenswillen. Mit ihrer Hilfe wird neue Energie freigesetzt, die die geistige und körperliche Aktivität ankurbelt. Scheinbar unlösbare Aufgaben, die Sie sich schon lange vorgenommen haben, lassen sich nun bewältigen. So können Sie Ihr Leben wieder in beweglichere Bahnen voller Vitalität lenken.

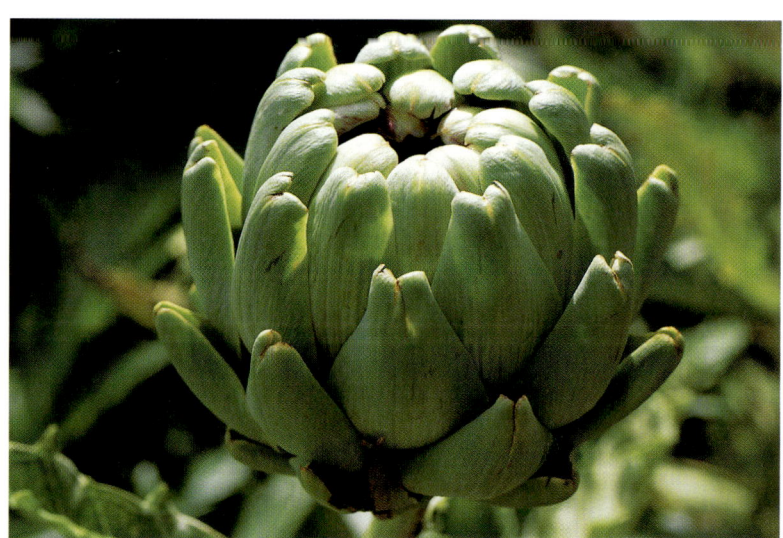

Nutzen Sie die Essenz der Artischocke, um einem Formtief schon in seinen Anfängen gegenzusteuern.

Wieder Freude am Leben finden

Artischockenessenz

Angezeigt bei:	Trägheit, Motivationslosigkeit
	Alltagsüberdruss
	Geistiger und körperlicher Kraftlosigkeit
	Neigung zu Depressionen und Lebenszweifeln
Positive Potenziale:	Belebung der Wahrnehmung
	Erwachen neuer Interessen
	Bereitschaft, sich äußeren Einflüssen wieder zu öffnen
	Maßvolles Wechseln zwischen Aktivität und Entspannung
	Wiederfinden der Lebenslust
	Geistige und körperliche Vitalisierung

Die Artischockenessenz kann bei vorübergehenden Verstimmungen dabei helfen, dass sich das Gemüt wieder aufhellt und man neue Kräfte in sich spürt, um sich selbst wieder zu motivieren.

Beinwell – die Flexibilitätsblüte

PFLANZENSTECKBRIEF

Botanischer Name:	Symphytum officinale
Beschreibung:	Raublattgewächs
	Höhe bis zu 1,5 Meter
	Verästelte Staude mit länglich ovalen Blättern, honighaltige Glockenblüten in Trauben
Vorkommen:	Auf feuchten, humusreichen Böden, z. B. auf Wiesen oder an Bachufern
Blütezeit:	Mai bis September
Blütenfarbe:	Violett oder gelblich weiß
Naturheilkundliche Bedeutung:	Bei Knochenbrüchen, Prellungen, Zerrungen, Quetschungen, Verstauchungen, rheumatischen Beschwerden (Gicht, Arthrose), Hautgeschwüren

In der Naturheilkunde werden die fleischigen Blätter des Beinwell schon seit langer Zeit mit Erfolg als äußerlich anzuwendendes Mittel bei Knochenleiden (Bein = Knochen) aller Art eingesetzt.

Beinwellblüten können auch von blassgelber Färbung sein. In der Wirkung ist der Beinwell vielseitig: Er erhält Körper und Seele geschmeidig.

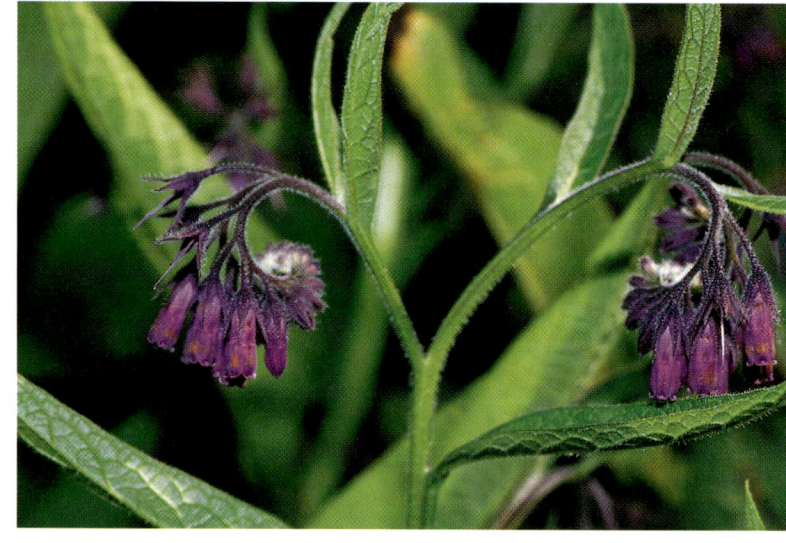

Unnachgiebigkeit und die Bereitschaft zur festgefügten Meinung, die durch nichts umgestoßen werden kann, sind häufig Zeichen dafür, dass der Mensch Angst davor hat, die Kontrolle über seine Gefühle zu verlieren. Aus diesem Grunde hält er seine eigene Unberechenbarkeit in ein Zwangskorsett gepackt.

Manche Menschen besitzen eiserne Prinzipien und haben für sich eine strikte Unterscheidung zwischen Gut und Böse, Schwarz und Weiß getroffen, nach der sie ihr Leben ausrichten. Sie sind sehr rigoros, von der Richtigkeit ihrer Meinung immer überzeugt, sie wirken hartnäckig und stur – Denkansätze und Verhaltensweisen, die nicht in ihr Denkschema passen, werden unnachgiebig abgelehnt. »Ich weiß es besser!« lautet ihr entschiedenes Daseinsmotto. Solche Menschen sind mit dieser Haltung aber nicht nur hart gegen ihre Umwelt, sondern immer auch gegen sich selbst. So versagen sie sich in der Regel Dinge, die ihre Gefühlswelt ansprechen, da diese sich ihrer Meinung nach nicht mit ihrer pragmatischen Lebensführung vereinbaren lassen. Was das Leben jenseits ihrer einmal getroffenen Planung sonst noch für sie bereithalten könnte, können die Betroffenen oft gar nicht mehr wahrnehmen. Stattdessen scheinen sie körperlich und geistig in kompromissloser Unbeweglichkeit zu erstarren. Ihr Leben ist durch den Mangel an äußeren Impulsen arm und häufig sehr eintönig. Sie haben vergessen, dass vernünftige Lebensprinzipien nicht durch die ausschließliche Konzentration auf einen selbst entstehen, sondern im ständigen Austausch mit anderen und in Rücksichtnahme auf die Außenwelt.

Beinwell löst die Erstarrung

Beinwell kann einer geistig-seelischen Verknöcherung auf sanfte Weise entgegenwirken und sie in ihr positives Gegenstück, Flexibilität, umwandeln. So bietet Beinwellessenz wertvolle Unterstützung, wenn Erstarrung und innerer Widerstand die Persönlichkeitsentwicklung behindern. Denn auch wenn das Festhalten an vermeintlichen Sicherheiten, Meinungen und Überzeugungen vor allem ältere Menschen betrifft, so können auch schon Jüngere zum Opfer ihrer eigenen Unbeweglichkeit werden. Die Beinwellessenz kann ein Weiterkommen ermöglichen, wenn es schwer fällt, notwendige Veränderungen im Leben herbeizuführen und neuen Schwung in den Alltag zu bringen. Sie lässt außerdem Herzlichkeit und Wärme in Körper und Seele strömen, was einem dabei hilft, mit sich und anderen unverkrampfter und liebevoller umzugehen. Man öffnet sich der Erkenntnis, dass alles, was uns umgibt, ebenso wie wir selbst sich in einem Prozess von ständiger Bewegung befindet. Diese Gedanken machen es einem leichter, seine eigentlichen Talente und Potenziale zu entfalten und damit die Persönlichkeit ausleben zu können.

Die Beinwellessenz zeigt Ihnen, dass Gefühle nicht nur eine Selbstverständlichkeit, sondern auch eine Bereicherung des Lebens darstellen. Sie sind zwar schwer kalkulierbar, doch wird der Alltag durch sie auf jeden Fall spannender, lebendiger und bunter.

Beinwellessenz

Angezeigt bei:	Abblocken von Veränderungen
	Erstarrten Verhaltensweisen
	Geistiger Unbeweglichkeit
	Mangelnder Lebensfreude
	Körperlicher Steifheit
	Spannungskopfschmerzen
	Hüftleiden
Positive Potenziale:	Körperliche und geistige Lockerung
	Öffnung gegenüber der Umwelt
	Freude an Veränderungen
	Spontaneität
	Zulassen von Gefühlsregungen

Erst wenn Sie bereit sind, Veränderungen zuzulassen, können Sie sich weiterentwickeln. Eine Persönlichkeit, die verknöchert auf einem einmal erreichten Entwicklungsstand verharrt, beraubt sich selbst damit der schönsten Möglichkeiten.

Heimische Essenzen im Überblick

Birke – die Paradiesblüte

PFLANZENSTECKBRIEF

In der Volks- und Naturheilkunde wird die Birke seit jeher als beliebte Grundlage für Hausmittel zur Linderung von Magenkoliken oder Abszessen und zur Anregung der Harnausscheidung angewendet.

Botanischer Name:	Betula pendula
Beschreibung:	Baum mit weißer Rinde
	Höhe bis zu 30 Meter
	Dünne, hängende Zweige mit rautenförmigen, gesägten Blättern
Vorkommen:	Weit verbreitet in Wäldern und Heidegebieten, auf eher sandigen Böden
Blütezeit:	April und Mai
Blütenfarbe:	Grünlich (Kätzchen)
Naturheilkundliche Bedeutung:	Harntreibend
	Entschlackend und entgiftend
	Bei Nierenleiden, Blasenkatarrh, rheumatischen Beschwerden (Gicht), Haarausfall

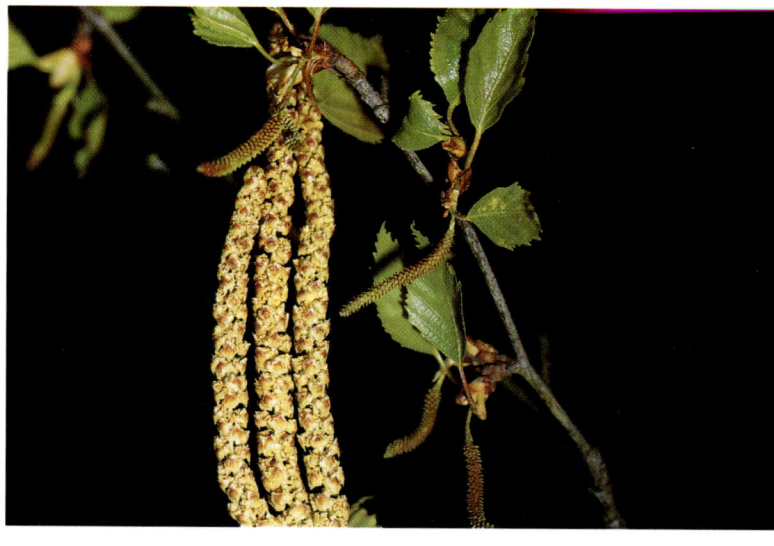

Die Blütenkätzchen der Weißbirke geben die Essenz, die in Lebensphasen des Übergangs die Seele im Gleichgewicht hält. Ihre Blätter werden als Tee zur Blutreinigung oder bei Stoffwechselleiden angewendet.

Im Laufe des Lebens ist jeder Mensch einer Reihe von grundlegenden Veränderungen unterworfen, für die er sich entweder ganz bewusst entscheidet oder zu denen es zwangsläufig kommt. Das kann zum einen die Wahl der Ausbildung, ein Berufswechsel oder der Beginn einer Partnerschaft sein, zum anderen handelt es sich dabei um biologische Reifephasen wie die Pubertät, die Wechseljahre bei der Frau oder das Alter im Allgemeinen.

Diese Zeiten des Übergangs in ein neues Lebensstadium stellen für jeden Menschen eine erhöhte Belastung dar: Man hat etwas Gewohntes aufgegeben oder verloren, ist aber noch nicht ganz im Zustand des Neuen angelangt. Das kann Verunsicherung und innere Labilität mit sich bringen; man zweifelt an sich selbst, lässt sich leicht von anderen Stimmen beeinflussen, fühlt sich überfordert, allein und schutzlos.

In solchen Phasen der Schwäche hat man auf seinem Entwicklungsweg für kurze Zeit das »Paradies« aus den Augen verloren. Der Archetyp »Paradies« – ein im Unterbewusstsein aller Menschen tief verankertes Leitbild – stellt die Erinnerung an eine bessere Welt dar und beinhaltet einen wohlgeordneten Zustand der Zufriedenheit und der Harmonie mit einem selbst und der Umwelt. Je weiter man sich von diesem geistig-seelischen Idealzustand entfernt, desto orientierungsloser und einsamer fühlt man sich. Angst holt einen ein, und man versucht, möglichst rasch wieder Halt zu gewinnen. Dabei kann man in Gefahr geraten, sich auf der Suche nach schnellstmöglicher Harmonie an die falschen Dinge und Personen zu klammern und sich so immer weiter von dem »Platz im Paradies« zu entfernen.

Ein Weg voller Zuversicht

Die Blütenessenz der Birke kann Ihnen in Übergangsphasen das Gefühl des Falls ins Bodenlose nehmen. Sie mildert Verunsicherungen und Ängste, indem sie erkennen lässt, dass Ihre eigentlichen Ziele erstrebenswert und die Mühen auf dem Weg dorthin vorübergehend sind. Sie schenkt Ihnen Selbstvertrauen, das sich körperlicherseits in einer gesteigerten Reaktionsfähigkeit und einem aktiveren Stoffwechsel zeigt.

Birkenblätter sind ein mildes Entwässerungsmittel, das die Nieren nicht reizt. Ein Tee aus Birkenblättern eignet sich gut zur Behandlung von Blasen- und Harnwegsentzündungen, aber auch für eine entschlackende Frühjahrskur. Man nimmt dazu zwei Teelöffel getrocknete Birkenblätter auf eine Tasse gekochtes Wasser. Trinken Sie eine Tasse Tee kurmäßig über zwei bis drei Wochen dreimal täglich lauwarm.

Heimische Essenzen im Überblick

Birkenessenz	
Angezeigt bei:	Schwierigen Veränderungen
	Haltlosigkeit
	Dem Gefühl, zwischen den Stühlen zu sitzen
Positive Potenziale:	Offenheit für Veränderungen
	Gefühl für die Richtigkeit einer Entscheidung
	Kraft für den Entwicklungsweg
	Seelische Stabilisierung
	Steigerung des Selbstwertgefühls

Die Birkenessenz hilft dabei, sich abzugrenzen und den eigenen Weg weiterzugehen, ohne sich durch äußere Einflüsse und Meinungen behindern zu lassen.

Brennnessel – die Optimismusblüte

PFLANZENSTECKBRIEF

Botanischer Name:	Urtica dioica
Beschreibung:	Nesselgewächs
	Höhe bis zu 1,5 Meter
	Stängel mit länglich herzförmigen, gesägten Blättern, die mit Brennhaaren (Nesselgift) besetzt sind, und kleinen, unscheinbaren Blüten in hängenden Rispen
Vorkommen:	Weit verbreitet auf nährstoff- und humusreichen Böden, z. B. auf Schuttplätzen, an Wegrändern, Zäunen, Flussufern
Blütezeit:	Juni bis Oktober
Blütenfarbe:	Grünlich
Naturheilkundliche Bedeutung:	Harntreibend, entschlackend
	Blutreinigend
	Bei Nieren- und Blasenleiden, rheumatischen Beschwerden (Gicht), Haar- und Hautproblemen

In früheren Zeiten wurde die Haut von Patienten, die an rheumatischen Beschwerden, Masern oder Scharlach erkrankt waren, mit frischen Brennnesseln bestrichen. Heute mutet man diese schmerzhafte Behandlung glücklicherweise keinem mehr zu.

Mit Brennnesselessenz neuen Mut fassen

Wer kennt sie nicht, diese Tage, an denen einfach alles schief geht! Die ganze Welt scheint sich gegen einen verschworen zu haben, nichts funktioniert so, wie man es sich wünscht. Wer über eine gewisse Zeit eine Reihe von Fehlschlägen erlebt hat, gerät allzu leicht in eine negative Erwartungshaltung. Diese beschwört weitere Misserfolge geradezu herauf. So zeigt man sich schon bei den geringsten Schwierigkeiten entmutigt. Positives kann und will man gar nicht mehr wahrnehmen. In solchen Situationen steht man sich selbst jedoch am meisten im Weg, da man sich mit seinem Pessimismus viele Probleme überhaupt erst ins Haus holt. Da das Dasein vermeintlich nichts weiter zu bieten hat als Leid und Sorgen, kann dies zu einem tief greifenden Verlust an Lebensfreude führen.

Die Essenz der Brennnesselblüte hilft dabei, durch negative Selbstbeeinflussung entstandene Hindernisse aus dem Weg zu räumen. Sie klärt den Blick für die schönen Dinge des Lebens und verhilft zu Heiterkeit und Gelassenheit sowie der Fähigkeit zu genießen. Konflikte mit der Umwelt werden nicht länger als Katastrophen gesehen, sondern als etwas Vorübergehendes und Überwindbares. Man verliert die Angst vor Misserfolgen und Versagen auch in Problemsituationen, denen man jetzt mit Zuversicht und gestärktem Selbstbewusstsein begegnen kann.

Die berühmte Heilerin des Mittelalters, Hildegard von Bingen, schrieb der Brennnessel magenreinigende Qualitäten, aber auch – mit Öl vermischt – eine das Gedächtnis fördernde Wirkung zu.

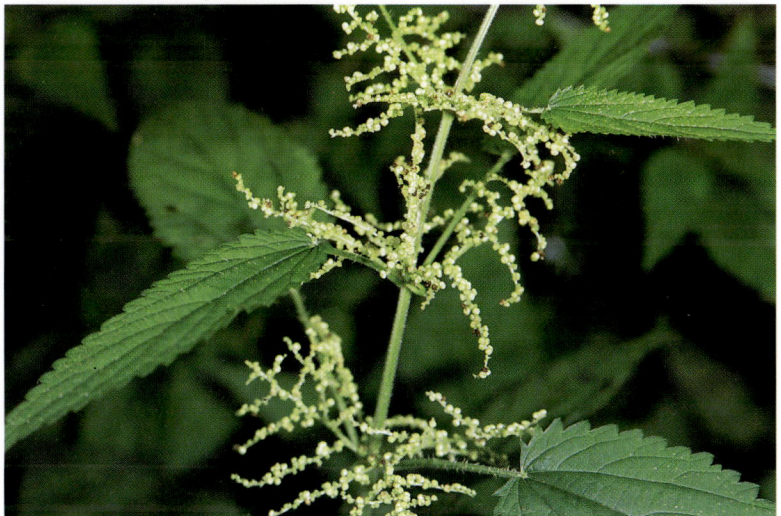

Die weit verbreitete Brennnessel ist ein eher unscheinbares Gewächs. Um so größer ist das in ihr verborgene Heilpotenzial! Blätter und Wurzeln werden zu Nieren- und Blasentees verarbeitet, die Brennnesselsamen helfen, auch im Alter fit zu bleiben.

Heimische Essenzen im Überblick

Brennnesselessenz hilft dabei, eine pessimistische Grundstimmung aufzugeben und sich mit mehr Offenheit dem Leben zuzuwenden.

Brennnesselessenz	
Angezeigt bei:	Pessimismus und Schwarzseherei Depressiven Verstimmungen Aufgeben vor Konflikten Selbstquälerischem Genießen von Fehlschlägen
Positive Potenziale:	Objektivierung der Wahrnehmung Erleichterung von Konfliktbewältigungen Stärkung des Vertrauens in die eigenen Fähigkeiten

Hamamelis – die Herzensblüte

Die Hamamelis, die im Volksmund auch Zaubernuss genannt wird, ist eine besonders in Ostasien heimische Pflanze. Hier ist sie auch traditioneller Bestandteil vieler Zubereitungen zur Hautpflege.

PFLANZENSTECKBRIEF

Botanischer Name: Hamamelis virginiana
Beschreibung: Rosenartiges Gewächs
Höhe bis zu 1,5 Meter
Haselnussähnlicher Strauch mit spatelförmigen Blättern und gefiederten Blüten
Vorkommen: Warme Lagen
Blütezeit: Januar und Februar
Blütenfarbe: Hellgelb
Naturheilkundliche Bedeutung: Bei schlecht heilenden Wunden, Blutergüssen, Entzündungen im Mund- und Rachenraum

Manche Menschen haben sich im Laufe ihres Lebens einen scheinbar undurchdringlichen Panzer zugelegt. Sie wirken unnahbar, verhärmt, manchmal sogar kalt und herzlos, weil sie nicht dulden, dass andere sich – auch auf teilnehmende Art – in ihre Angelegenheiten einmischen.

Auch von sich aus gehen sie äußerst selten und nur wenn sie keine andere Möglichkeit haben, auf ihre Mitmenschen zu. Sie versuchen, alle Probleme und Nöte mit sich selbst abzumachen und ziehen sich in Konfliktsituationen mit anderen schnell zurück. Aufgrund ihrer Reserviertheit isolieren sie sich von anderen und erwecken meist den Eindruck von Überheblichkeit.

Gründe für die vermeintliche Herzlosigkeit

Oft versteckt sich hinter einem kalten und ablehnenden Verhalten und emotionaler Verhärtung jedoch eine große Empfindlichkeit, die häufig auf herbe Enttäuschungen, große Verletzungen oder andere leidvolle Erfahrungen in der Vergangenheit zurückzuführen ist. Ein »Schutzpanzer ums Herz« soll daher vermeiden, dass es zu neuen seelischen Verwundungen kommt.

Im Grunde sind diese Menschen sehr unglücklich, weil sie nicht wissen, wie sie ihre Isolation durchbrechen und zu einem herzlichen Umgang mit anderen gelangen können. Mit Hilfe der Blüten finden sie oft die Kraft dazu in sich selbst.

Menschen, die in der Kindheit wenig Liebe erfahren haben oder tiefe menschliche Enttäuschungen erleben mussten, können dazu neigen, sich nach außen abzuschotten. Sie empfinden die Welt als aggressiv und verletzend und tun sich schwer damit, sich vertrauensvoll anderen zu öffnen.

Die Essenz der Hamamelisblüte gibt die Kraft für den Weg aus der inneren Isolation, wenn wir nach Enttäuschungen Mut brauchen, von neuem auf andere zuzugehen.

Hamamelis für mehr Herzenswärme

Die Hamamelisessenz unterstützt Sie dabei, liebevoller mit sich selbst umzugehen. Sie zeigt Ihnen auch, dass Sie auf Zuneigung und Wärme von außen angewiesen sind und dass es kein Fehler und keine Schwäche ist, sich dies einzugestehen. Mit ihrer Hilfe lernen Sie, wieder Vertrauen in andere Menschen zu gewinnen.

Bei seelischer Verhärtung kann die Essenz der Hamamelis helfen, den selbst geschaffenen Panzer aufzulösen und die Kälte abzubauen, die man in sein Inneres hat einziehen lassen. Wenn man selbst wieder in der Lage ist, Wärme in sich zu spüren, wird man auch nicht mehr hinter jeder Annäherung eines Mitmenschen den Versuch vermuten, einen zu hintergehen oder zu kränken. Eine mildere Einstellung anderen Menschen gegenüber kann einem selbst nur gut tun. Schließlich kann man bei Schwierigkeiten auf die Ratschläge und die Hilfestellung anderer zurückgreifen. Hamamelis hilft dem Betroffenen dabei, sich zu öffnen, denn mit ihrer Unterstützung weicht die Angst vor Verletzungen und Enttäuschungen. Zuversicht und ein gestärktes Selbstvertrauen ziehen ein, so dass man mit unangenehmen oder gar bedrohlich erscheinenden Erlebnissen in Zukunft besser und souveräner umgehen kann. Die Schwingungen dieser Blütenessenz lassen die bisher zurückgehaltene Lebensenergie wieder ungehemmt fließen.

Auf der körperlichen Ebene regt Hamamelis die Durchblutung an und stärkt die Herz- und Kreislauffunktionen. Außerdem wirkt sie krampflösend und entgiftend.

Hamamelisessenz	
Angezeigt bei:	Großen Enttäuschungen Innerlicher Verwundbarkeit Sozialer Isolation Misstrauen gegenüber Mitmenschen Energieblockaden
Positive Potenziale:	Öffnung gegenüber der Umwelt Freude am menschlichen Miteinander Gestärkte Verarbeitung von seelischen Verletzungen Freier Energiefluss Harmonisierung von Herz und Kreislauf

Holunder – die Ehrlichkeitsblüte

PFLANZENSTECKBRIEF

Botanischer Name:	Sambucus nigra
Beschreibung:	Geißblattgewächs
	Höhe bis zu zehn Meter
	Strauch oder Baum mit gefiederten, eiförmig-spitzen, gesägten Blättern
	Blüten in großen, flachen Scheindolden
Vorkommen:	Eher sonnige Lagen an Waldrändern, Bachufern, Zäunen und Hecken
Blütezeit:	Juni und Juli
Blütenfarbe:	Gelblich weiß
Naturheilkundliche Bedeutung:	Schweißtreibend
	Fiebersenkend
	Harntreibend
	Bei Erkältungen
	Stärkt die Abwehrkräfte

Harmonie und innerer Frieden sind Grundbedürfnisse eines jeden Menschen. Doch im Leben tauchen immer wieder Probleme, Sorgen und unangenehme Situationen auf, die dieses innere Gleichgewicht stören. Manch einer versucht sich dem zu entziehen, indem er diese dunklen Seiten des Lebens verdrängt und sich und andere glauben macht, dass bei ihm immer alles in bester Ordnung ist. Nach außen zeigt man dabei ein lachendes Gesicht, auch wenn es innerlich eher finster aussieht. Hinter einem solchen Verhalten stecken häufig Konfliktscheu, Versagensängste und die Furcht, von seiner Umwelt nicht so akzeptiert zu werden, wie man wirklich ist. Um ihren vermeintlichen Seelenfrieden zu erhalten, bauen solche »Holundertypen« oft eine Scheinwelt auf, die es für sie immer schwieriger werden lässt, sich den Anforderungen der Wirklichkeit und insbesondere problematischen Situationen zu stellen und mit ihnen fertig zu werden.

Der Holunderbaum oder Hollerbusch, der traditionelle Schutzbaum für Kinder und Tiere, ist auf dem Lande so beliebt, dass ihn jeder Gartenbesitzer, der sich etwas auf seine Heilpflanzenkenntnisse zugute hält, sein Eigen nennt.

Die große Beliebtheit des Holunders in der Naturheilkunde rührt u. a. auch daher, dass man alle seine Bestandteile, von der Wurzel bis zur Blüte, zur Herstellung von Hausmitteln verwenden kann.

Heimische Essenzen im Überblick

Die rosarote Brille wird überflüssig

Mit Hilfe der Holunderessenz lernen Sie, Ihre Stärken besser wahrzunehmen und auch nach außen hin zu zeigen. Ihre Schwächen akzeptieren Sie als gegeben, aber sehen sie nicht mehr als Ihre hauptsächlichen Charaktermerkmale.

Die Essenz des Holunders hilft dabei, den Blick für die Realität zu objektivieren und die Vernunft einzuschalten, um auch unangenehme Situationen als solche zu akzeptieren und zu meistern. Die Essenz gibt die nötige Kraft, sich auch in schwierigen Lebensphasen selbst treu zu bleiben und Durststrecken durchzuhalten. Sie macht es einem auch leichter, sich selbst und anderen offen und ehrlich in die Augen zu schauen. Die Sucht nach Harmonie mit allem und jedem wird abgebaut. Denn man lernt, den Problemen ihren richtigen Stellenwert zuzuweisen und auf diese Weise Konflikte zu lösen, anstatt ihnen immer wieder auszuweichen.

Die Holunderessenz schenkt den Betroffenen außerdem wieder Vertrauen in die eigenen Fähigkeiten und Talente. So verflüchtigt sich auch die Angst, dass andere Menschen einen wegen eines vermeintlichen Fehlers oder einer Schwäche ablehnen könnten. Das Leben wird gelassen in seinem Auf und Ab akzeptiert, und die bislang selbstbetrügerische innere Fröhlichkeit wird zu einer ehrlichen, offenen Gefühlsregung.

Körperlich äußert sich dies in der Selbstreinigung des Körpers, der Ballast abwirft durch eine Verstärkung der Ausscheidungsfunktionen.

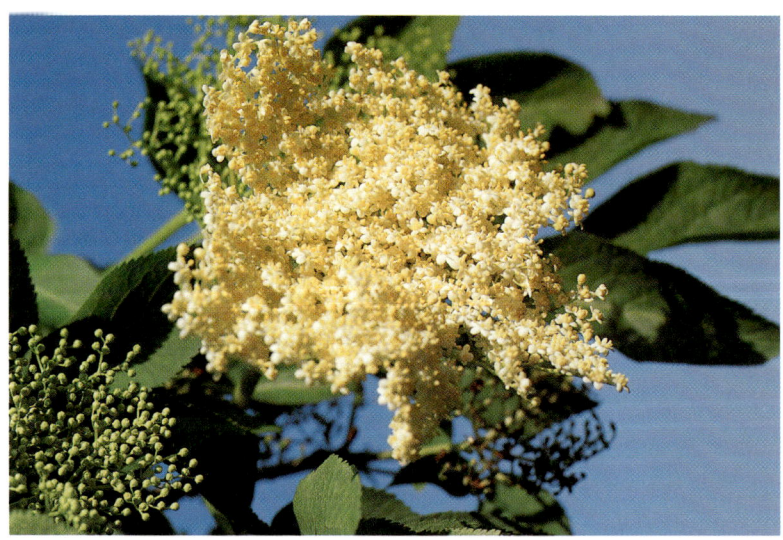

Die Wirkung des Holunders hellt unseren Blick auf die Welt auf und lehrt uns die positiven Aspekte der Realität erkennen.

Was tun bei Antriebslosigkeit?

Holunderessenz	
Angezeigt bei:	Konfliktscheu
	Mangelndem Durchhaltevermögen
	Versagensängsten
	Selbstbetrug
	Überbewertung der Meinung anderer
Positive Potenziale:	Konfliktbewältigung
	Objektivere Urteilsfähigkeit
	Stehen zum wahren Ich
	Ehrlichkeit nach außen und nach innen

Je klarer wir uns selbst wahrnehmen, desto sicherer und souveräner wirken wir auch nach außen. Aufgesetztes Verhalten ist fast immer ein Anzeichen für Unsicherheit.

Jasmin – die Lebenslustblüte

PFLANZENSTECKBRIEF

Botanischer Name: Jasminum officinale
Beschreibung: Ölbaumgewächs
Immergrüner Strauch mit gefiederten Blättern und trichterförmigen, stark duftenden Blüten
Vorkommen: Warme Lagen mit milden Wintern, z. B. in Gärten, an Wald- und Wegrändern
Blütezeit: Mai und Juni
Blütenfarbe: Weiß oder gelb
Naturheilkundliche Bedeutung: Regulativ für Hormon- und Nervensystem
Bestandteil von schmerzstillenden Kräutermischungen
Aphrodisiakum

Der Jasmin (persisch: jasämin) ist ursprünglich in Südosteuropa und im asiatischen Raum heimisch. Von dort stammt auch der duftende grüne Tee, der mit den Blüten des Jasmin aromatisiert wird.

Äußere Zwänge – ob es sich dabei um gesellschaftliche Vorgaben oder um moralische Verhaltensmaßregeln handelt – können die Lebenslust einschränken. Manche Menschen empfinden dies so stark, dass sie sich in

Das kräftige, leuchtende Gelb der Jasminblüte zeigt deutlich ihr Wirkungspotenzial an: Sie hilft, Lebensenergien dynamisch nach außen zu wenden.

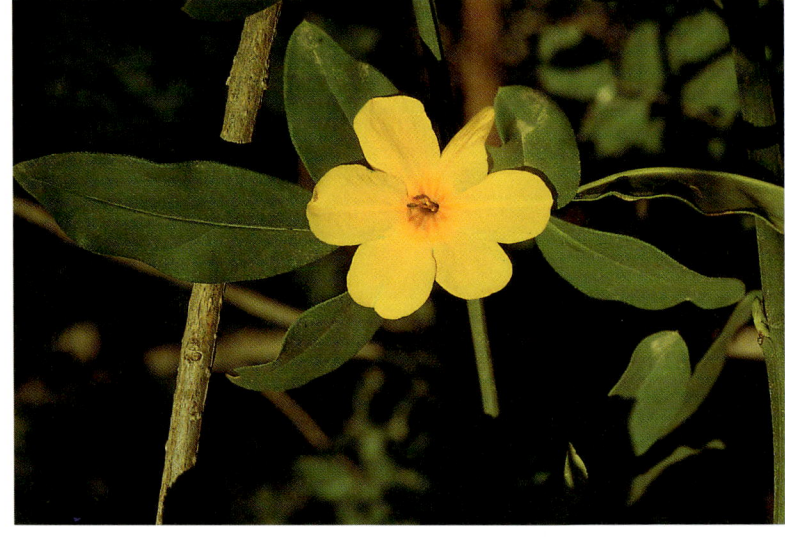

In manchen Fällen reagiert der »Jasmintyp« auch mit aktivem Handeln. Dies kann jedoch in den Augen seiner Umwelt sehr extrem ausfallen. Denn so kann es vorkommen, dass er alles, was er sich bisher geschaffen hat, hinter sich lässt, um ein neues Leben zu beginnen.

ihrem freien Gestaltungswillen unterdrückt und vielleicht in eine Schablone gepresst fühlen, die der eigenen Natur völlig zuwiderläuft. Die Reaktionen darauf können sich in vorübergehenden Unlustgefühlen äußern, oder in trotzigem Zorn mit dem unbedingten Willen, das Steuer herumzureißen.

Aber auch ein stilles, kapitulierendes Sich-Fügen in ein scheinbar unabwendbares Schicksal gehört zum Reaktionsspektrum des »Jasmintyps«. In diesem Fall haben die Betroffenen sich mit den jeweiligen Lebensumständen abgefunden und versuchen erst gar nicht mehr, etwas dagegen zu unternehmen. Fast teilnahmslos und im Strom der Masse mitschwimmend leben sie dahin, ohne Eigeninitiative zu entwickeln, und haben innerlich und äußerlich resigniert. Das Interesse an der Umwelt, an anderen Menschen und am Dasein schlechthin lässt nach. Dies führt zu tiefen Verlassenheitsgefühlen oder dem Eindruck, völlig ausgebrannt zu sein. Nur fehlt es den Betroffenen zusätzlich noch an der nötigen Energie, die wirklichen Ursachen für diesen Zustand zu erkennen oder womöglich etwas daran zu ändern. Wer jedoch kaum oder nur passiv am Leben teilnimmt, hat so gut wie keine Gelegenheit, Positives zu erfahren – ob im sozialen Umfeld, in der Partnerschaft oder im Beruf.

Mehr Genuss und Energie durch Jasmin

Die Essenz aus den Blüten des Jasminbaumes kann erloschene Lebensgeister wiedererwecken und zu mehr Freude und Genuss im Alltag anregen. Sie hilft dabei, die eigene Situation in einem klaren Licht zu sehen, und lässt einem bewusst werden, dass diese gar nicht so verfahren ist. Sie zeigt die positiven Seiten auf, die jedem Ding und jeder Lebenslage innewohnen, und erlöst den Betroffenen damit von der Ansicht, dass alles unabänderlich hoffnungslos sei.

Wo Zustände jedoch als tatsächlich unerträglich erkannt werden, setzt die Jasminessenz die nötigen Kräfte im Betroffenen frei, um endlich etwas dagegen zu unternehmen. Sie ermöglicht es, sich aus Verhaltenszwängen zu befreien und Vertrauen in das eigene Ich und eine eigene, selbst gewählte Lebensweise zu gewinnen. Im weitesten Sinne kann sie auch dabei helfen, schwer wiegende Entscheidungen wie den Wechsel des Berufes oder die Trennung von Menschen, die einem nicht gut tun, mit klarem Kopf zu treffen. Denn durch sie findet man wieder ein vitales Interesse am Dasein und schöpft neue Kraft. Die Entwicklung von Zukunftsperspektiven macht wieder Spaß, und man lernt, sich dabei auf seinen ureigenen Instinkt zu verlassen. Auch das Lust- und Genussempfinden wird durch die Jasminessenz wieder gestärkt.

Sich von bisherigen Mustern zu lösen, die einen in seiner Weiterentwicklung behindern, ist nicht immer einfach. Dazu gehört unter Umständen auch das Aufgeben von Beziehungen zu Menschen, mit denen man im eigentlichen Sinne nicht harmoniert, sondern nur aus Gewohnheit zusammen ist.

Die Lebensbedingungen, die uns umgeben, haben wir uns in der Regel selbst geschaffen. Es ist ein Fehler, immer andere Menschen für die eigene Unzufriedenheit verantwortlich zu machen.

Jasminessenz

Angezeigt bei:	Unlustgefühlen
	Lebensverdruss
	Leere und Gleichgültigkeit
	Mattheit und Interesselosigkeit
	Kapitulation vor den Lebensbedingungen
	Fehlender Energie für Veränderungen
Positive Potenziale:	Vitales Lebensinteresse
	Genussfähigkeit und Lebenslust
	Energiegewinn für die aktive Daseinsgestaltung

Heimische Essenzen im Überblick

Königskerze – die Souveränitätsblüte

PFLANZENSTECKBRIEF

Die Königskerze ist in Europa, Nordafrika und Nordwestindien heimisch. Einige der 320 Arten sind reine Gartenzierpflanzen, andere werden traditionell als Arzneimittel, u.a. für Hustentee, verwendet.

Botanischer Name: Verbascum thapsus
Beschreibung: Braunwurzgewächs aus der Familie der Rachenblütler
Höhe bis zu zwei Meter
Lange Stängel mit wollig filzigen Blättern und ährenartigen Blüten
Vorkommen: Eher sonnige Lagen auf Schuttplätzen, an Wegrändern oder an Bahndämmen
Blütezeit: Juli bis September
Blütenfarbe: Gelb
Naturheilkundliche Bedeutung: Schleimlösend
Krampflösend
Bei Katarrhen der Atemwege, wie z. B. Bronchitis und Asthma

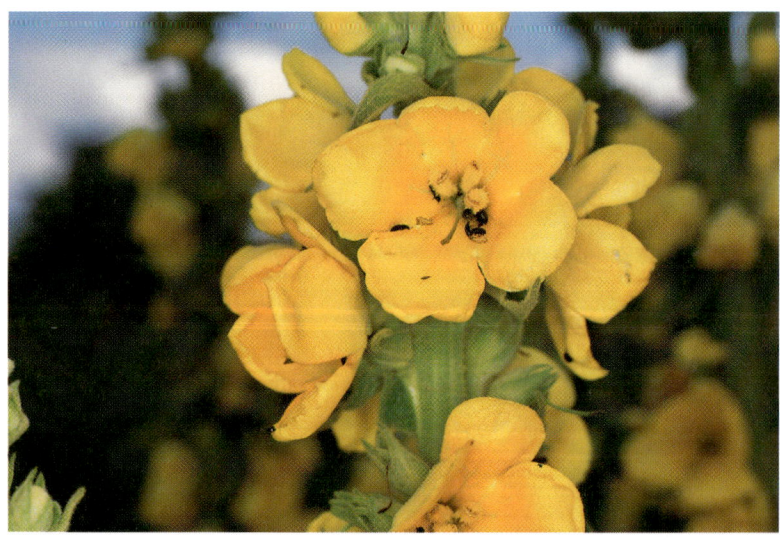

Die Essenz der Echten Königskerze hilft dem Geist, Klarheit über sich selbst zu finden, und weist so den Weg zum wahren Selbst.

Bei Selbstüberforderung

Hohe Ansprüche an sich und seine Leistungen zu stellen, ist für viele Menschen eine Methode, im Leben weiterzukommen und sich dadurch anzuspornen. Dabei stecken manche ihre Ziele so hoch, dass diese fast unerreichbar sind. Gelingt es dem »Königskerzentyp« trotzdem – meist unter größten Anstrengungen – einen Plan zu verwirklichen, heißt dies noch lange nicht, dass er nun damit zufrieden ist. So wird selbst bei guten Erfolgen bedauert, nicht noch mehr geleistet zu haben; im Extremfall wird bereits dies als Fehlschlag bewertet. In der Folge setzen sich die Betroffenen unter immer höheren Leistungsdruck, den sie irgendwann nicht mehr erfüllen können, da jeder Mensch seine Grenzen hat. Die ständige Selbstüberforderung erzeugt starken seelischen und körperlichen Stress. Durch diese Beeinträchtigung des natürlichen Energieflusses ist ein Versagen schließlich vorprogrammiert. Letztlich beginnen diese Menschen, die an Versagen durch Selbstüberschätzung leiden, an sich und ihren Fähigkeiten zu zweifeln. Das Selbstvertrauen wird dabei erheblich in Mitleidenschaft gezogen.

Oft führt das zu einer extremen Gegenreaktion: Man spielt sich und anderen vor, dass man erfolgreich und mit sich zufrieden ist, um Selbstzweifel und Frustration zu verdrängen. Durch diesen tief wurzelnden Mangel an Souveränität geht die Erkenntnis verloren, dass jeder Mensch an sich ein unvollkommenes Wesen ist. Kaum ein nennenswerter Fortschritt kann ohne vorhergehende Misserfolge und Irrtümer erzielt werden, aus deren Bewältigung man Kraft für die Weiterentwicklung bezieht.

Ohne Leistungsdruck zum Ziel

Die Königskerzenessenz hilft, die falsch eingesetzten Energien umzuleiten und die eigenen Fähigkeiten zu überprüfen. Erfolge und Fehlschläge können durch sie als gleichermaßen wertvoll für die eigene Weiterentwicklung eingeschätzt werden. Man findet heraus, wo man sich durch nicht erreichbare Ziele überfordert, und kann diese aufgeben und durch neue, realistischere ersetzen. Selbstschutzverhalten aus Furcht vor der eigenen Unzulänglichkeit wird überflüssig, da man jetzt souverän und dem eigenen Grundgefühl gemäß handeln kann.

Zum Vorspiegeln falscher Tatsachen wie Glück und Harmonie im Familienleben oder Erfolg im Berufsleben neigen Menschen, die im Grunde mit den bisherigen Ergebnissen ihres Lebens zutiefst unzufrieden sind. Anstatt diese anzunehmen und mit den eigenen Talenten als vereinbar anzusehen, vertuschen sie ängstlich die Wahrheit. Sie gehen davon aus, dass die Umwelt sie anders nicht anzunehmen bereit ist.

Fehl- und Rückschläge gehören zum Leben und sind kein Zeichen von Charakterschwäche oder mangelnden Fähigkeiten. Die Königskerzenessenz unterstützt Sie dabei, zu einer gesunden Selbsteinschätzung zu gelangen.

Königskerzenessenz	
Angezeigt bei:	Frustration durch Selbstüberforderung Fehleinschätzungen der eigenen Person Übertriebenem Ehrgeiz Ständigem Sich-Messen an anderen Überheblichkeit aufgrund von Minderwertigkeitskomplexen
Positive Potenziale:	Möglichkeit vernünftiger, den eigenen Fähigkeiten angepasster Zielsetzungen Steigerung des Selbstvertrauens und der Eigenliebe Annehmen von Fehlschlägen

Lavendel – die Entscheidungsblüte

Lavendel wächst nur selten wild und ist eher in Gärten und Balkonkästen anzutreffen. Seine Blüten sind aufgrund ihres aromatischen Duftes ein beliebter Duftspender mit beruhigender Wirkung.

PFLANZENSTECKBRIEF	
Botanischer Name:	Lavandula angustifolia
Beschreibung:	Lippenblütler Höhe bis zu 0,6 Meter Halbstrauch mit schmalen, silbrig grünen, am Rand eingerollten Blättern und ährenartigen Blüten
Vorkommen:	In sonnigen Lagen auf trockenen, steinigen, kalkhaltigen Böden
Blütezeit:	Juli bis September
Blütenfarbe:	Tiefblau
Naturheilkundliche Bedeutung:	Nervenberuhigend Schlaffördernd Regt den Gallenfluss an Bei rheumatischen Beschwerden

Entscheidungsfreude durch Lavendel

Jeder von uns gerät hin und wieder in Situationen, in denen er nicht recht weiß, wie es im Leben weitergehen soll und für welche Möglichkeit er sich am besten entscheidet.

Bei manchen Menschen handelt es hierbei jedoch um einen Dauerzustand. Sie misstrauen grundsätzlich ihren eigenen Fähigkeiten und vor allem ihrer Urteilskraft in Situationen, in denen eine Entscheidung gefordert ist. Zwar reift in ihrem Inneren ein Entschluss heran, aber sie setzen ihn letztlich nicht in die Praxis um. Argumente von außen, allgemein übliche Verhaltensmuster oder momentan »angesagte« Überzeugungen überdecken das eigene Handeln völlig. Dennoch spüren sie, dass sie ihr Leben nicht selbstständig bestimmen. So entstehen Verunsicherung, Zweifel an der eigenen Willenskraft und schließlich ein verstärktes Unvermögen, notwendige Lebensentscheidungen zu treffen.

Im Extremfall kann dies dazu führen, dass »Lavendeltypen« ihren Platz im Leben nur schwer oder gar nicht finden können. Da die Betroffenen oft kaum Erfahrungen mit der Wirkung der eigenen Urteilsfähigkeit gesammelt haben, neigen sie stark dazu, fast nur auf Impulse von außen zu reagieren. Die Folge davon ist unter Umständen, dass sie ihren Leitfaden völlig verlieren und ziellos durchs Leben gehen.

Die Naturheilkunde verordnet Lavendel bei nervösen Störungen und Unruhezuständen. Trocknet man die Blüten und näht sie in ein Leinensäckchen, das man unter das Kopfkissen legt, so wirkt dieses alte Hausmittel schlaffördernd.

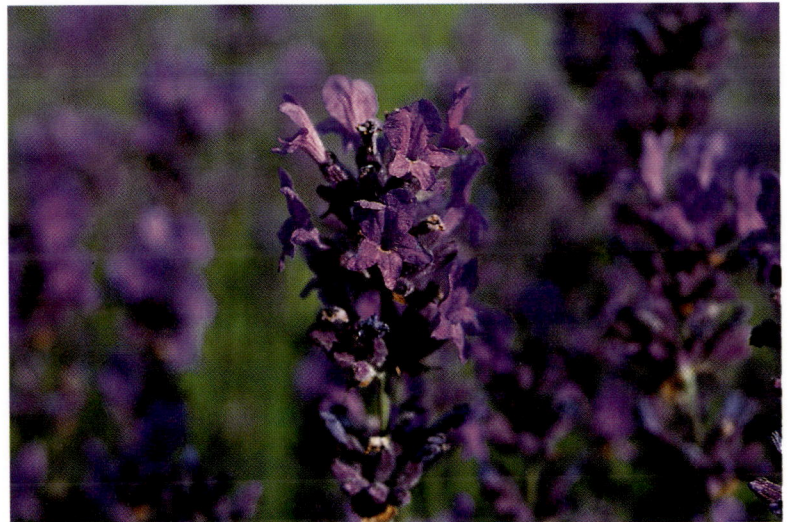

Die antiseptische Wirkung des Lavendels ist mittlerweile vielen bekannt. Im seelischen Bereich hilft er, in hektischen, unübersichtlichen Zeiten zu innerer Stärke und Entschlusskraft zu gelangen.

Lavendelessenz	
Angezeigt bei:	Unklaren Zielvorstellungen Tiefer Verunsicherung durch die Meinung anderer Fehlendem Vertrauen in die eigene Entscheidungskraft
Positive Potenziale:	Klarheit über die persönlichen Wünsche Konstruktive Informationsverarbeitung Sicherheit beim Treffen von Entscheidungen Seelenstärke

Lavendelblüten werden nicht nur in beruhigenden Tees, sondern aufgrund ihrer entblähenden und gallenflussanregenden Eigenschaften auch bei Magen- und Darmstörungen angewendet. Besonders hilfreich ist ein Aufguss bei nervösen Stoffwechselbeschwerden und gärungsbedingten Durchfällen. Geben Sie dazu eine Tasse kochendes Wasser auf zwei Teelöffel getrocknete Blüten. Lassen Sie den Aufguss fünf bis zehn Minuten lang ziehen. Trinken Sie eine Tasse pro Tag.

Eigenständig urteilen und entscheiden

Die Blütenessenz des Lavendels öffnet im Menschen Kanäle, die ihn seine innere Stimme deutlicher wahrnehmen lassen. Auf diese Weise wird man ruhiger und sicherer. Man lernt, Informationen von außen hinsichtlich ihrer Wichtigkeit zu unterscheiden und das herauszufiltern, was für einen selbst von Relevanz ist. Modeerscheinungen und Trendmeinungen kann man so leichter richtig einordnen und auf seine eigene Weltsicht abstimmen. Auch das Gespür für jene inneren Wünsche und Ziele, die bisher noch nicht zum Ausdruck kommen konnten, wird gestärkt. Anstatt immer wieder in verschiedene Richtungen zu streben, wird man sich nach seinen Talenten und seiner Intuition richten und das Ziel ansteuern, das zu der eigenen Lebensgestaltung passt. Mit jeder selbstständigen und klaren Entscheidung, die man auf dem Weg dorthin trifft, wächst das Vertrauen in die eigene Urteilsfähigkeit. Auch wird man sein Gefühl nicht mehr als etwas Schwaches oder leicht zu Beeinflussendes abtun, sondern als starke innere Kraft, die einen sicher durchs Leben leitet.

Auf der körperlichen Seite bewirkt die Lavendelessenz eine bessere Aufnahme und Verarbeitung von Nährstoffen im Verdauungstrakt. Durch ihre entwässernde Wirkung hilft sie außerdem dabei, den Körper von Schlacken zu befreien.

Vorurteile verbauen den Weg zur Freude

Löwenzahn – die Toleranzblüte

PFLANZENSTECKBRIEF

Botanischer Name:	Taraxacum officinale
Beschreibung:	Korbblütler
	Höhe bis zu 0,3 Meter
	Hohler Stängel mit milchigem, bitterem Saft
	Lanzettenförmige, gesägte Bodenblätter
	Buschige Zungenblüten
Vorkommen:	Weit verbreitet auf Wiesen, Wegen und Feldern
Blütezeit:	April und Mai
Blütenfarbe:	Gelb
Naturheilkundliche Bedeutung:	Harntreibend, entschlackend, blutreinigend
	Erhöht die Gallenblasen-, Leber- und Nierentätigkeit, regt den Zellstoffwechsel an
	Bei rheumatischen Beschwerden

Der Löwenzahn, der für die meisten Menschen nur ein lästiges Gartenunkraut darstellt, ist äußerst anpassungsfähig an seine Umgebung, weshalb er fast überall wächst. Er gehört jedoch zu den wichtigsten harntreibenden und entgiftenden Heilpflanzen, die uns die Natur zur Verfügung stellt.

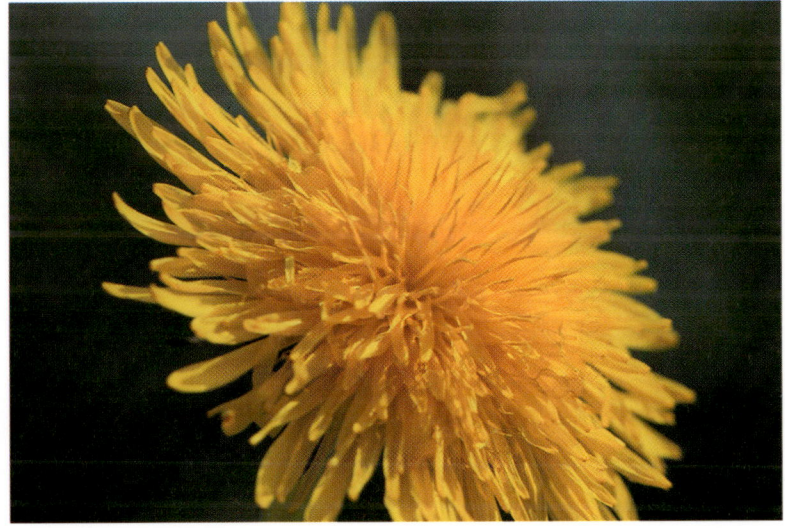

Wurzeln und Kraut der Löwenzahnpflanze stärken den Organismus, fördern die Ausscheidung und regen die Durchblutung des Bindegewebes sowie die Tätigkeit von Leber und Nieren an.

Löwenzahn kann auf vielerlei Arten arzneilich angewendet werden: Die jungen Blätter isst man beispielsweise im Salat. Bei regelmäßigem Verzehr wirken sie blutreinigend. Auch Tee und Saft werden gerne zur Entschlackung eingesetzt.

Manche Menschen haben Schwierigkeiten, Andersartiges positiv anzunehmen, und verurteilen es daher schon im Vorfeld. Ob es sich dabei um äußere Merkmale bei anderen, Verhaltensweisen oder sogar Volkszugehörigkeiten handelt, sie lehnen das fremdartig Erscheinende ab, ohne sich damit beschäftigt zu haben und ohne es verstehen zu wollen. Fehler bei anderen prangern sie an, während sie eigene Defizite gerne übersehen. Oft sind diese Menschen stark nach außen orientiert. Sie scheinen eine gewisse Furcht vor ihrer Gefühlswelt zu haben, die auch widersprüchlich erscheinen kann und damit gegen das selbst verordnete Wertesystem verstößt. Als Schutz davor, eigene Unzulänglichkeiten eingestehen zu müssen, übertragen sie alle Kritik nach außen und reagieren negative Gefühle an anderen ab. Die Möglichkeit zur Weiterentwicklung der eigenen Persönlichkeit durch das Lernen aus Fehlern und das Ausleben verschiedener Gefühlsnuancen wird so mehr und mehr verbaut.

Offen für die Vielfalt des Lebens

Die Löwenzahnessenz aktiviert die Fähigkeit zur Toleranz. Sie entfernt Scheuklappen und ermöglicht einen unverstellten Blick auf die Umwelt. Es wird leichter, andere Meinungen und Verhaltensweisen zu verstehen. Auch eigene, als fremd empfundene Gefühle und Wünsche lässt man eher zu. Die Essenz baut außerdem die Ängste vor den eigenen Unzulänglichkeiten ab. Das Leben wird in seinen verschiedenen Erscheinungsformen akzeptiert und so als bereichernd empfunden.

Die Blütenessenz des Löwenzahns erhöht die Bereitschaft, sich neuen Erfahrungen und Lebenswelten zu öffnen. Die Ängste vor Fremdartigem werden eingedämmt, das Neue interessiert und wird mit Spannung aufgenommen.

Löwenzahnessenz	
Angezeigt bei:	Starrem Wertesystem
	Vorschnellem Verurteilen anderer
	Furcht vor eigenen Fehlern
Positive Potenziale:	Starkes Interesse an neuen Erfahrungen
	Bereitschaft, Vorurteile abzubauen
	Erforschen der eigenen Innenwelt

Persönliche Freiräume schaffen

Rhododendron – die Integrationsblüte

PFLANZENSTECKBRIEF

Botanischer Name:	Rhododendron
Beschreibung:	Heidekrautgewächs
	Höhe bis zu einem Meter
	Immergrüner Strauch oder Baum mit eiförmigen, ledrigen und behaarten Blättern und Blüten in Doldentrauben
Vorkommen:	Auf saurem Humusboden in warmen Lagen mit milden Wintern
Blütezeit:	Mai bis Juli
Blütenfarbe:	Weiß, violett, rosa etc.
Naturheilkundliche Bedeutung:	Blutdrucksenkend
	Reguliert die Herztätigkeit
	Bei rheumatischen Beschwerden

Rhododendron (griechisch: Rosenbaum) fällt durch seinen harzigen Duft und die ansehnlichen Blüten auf. Wild wachsend kommt er in den Ostalpen, auf der Hohen Tatra und in den Hochgebirgen Südosteuropas vor. Hierzulande kennt man die Pflanze als eines der beliebtesten Gartengewächse.

Rückzug und Abgrenzung nach außen sind zwei wichtige Verhaltensweisen im menschlichen Leben. Manchmal muss man Abstand von bestimmten Situationen oder Mitmenschen gewinnen, um sich auf sich selbst besinnen zu können oder von einer Sache nicht überrollt zu werden. Durch diese Grenzziehung macht man den anderen deutlich: »Bis hierher und nicht weiter!« So kann man seine individuellen Wünsche und Bedürfnisse zum Ausdruck bringen und gleichzeitig seine Intimsphäre wahren. Diese schützt das Innere und die Persönlichkeit und sollte daher unverletzt bleiben. Wenn man allerdings Nähe zulassen möchte, wird man diesen Schutzmantel öffnen und die Grenze nach außen damit durchlässig machen. So ermöglicht man sich und seinem Gegenüber den Austausch von Sympathie, von Freundschaft und Liebe. Grenzen markieren immer, wo die Freiheit des einen endet und wo die des anderen beginnt. Doch sollten sie in beide Richtungen durchlässig bleiben – sonst entstehen aus ihnen Barrieren, und aus dem Rückzug wird leicht Isolation.

Sich nach außen hin abzugrenzen ist nicht immer einfach, wenn man dazu neigt, verstärkt am Geschick anderer teilzunehmen. Besonders betroffen sind davon Menschen, die in sozialen Berufen tätig sind. Damit sie seelisch gesund bleiben, benötigen sie unbedingt eine klare Trennung zwischen den Seelenzuständen derjenigen, die sie betreuen, und ihren eigenen.

41

Eine Abgrenzung in extremer Form ist ebenso störend für das seelische Wohlbefinden wie die mangelnde Fähigkeit, Grenzen zu ziehen. Wer sich von der Außenwelt isoliert, neigt dazu, sich im Übermaß mit sich zu beschäftigen. Die eigenen Bedürfnisse und Sorgen werden so im Gegensatz zu denen anderer überbewertet. Egoismus und Maßlosigkeit sind die Folge.

Für diese kann es verschiedene Ursachen geben: Manch einer fühlt sich anderen überlegen, wird überheblich und sondert sich daher von der Menge ab. Ein anderer sieht in jeder Situation nur seine Bedürfnisse, setzt sich rücksichtslos über Meinung und Gefühl anderer hinweg und wird mit der Zeit von seinen Mitmenschen gemieden. Ein dritter ist überempfindlich, fühlt sich schnell von seiner Umwelt unverstanden oder überfordert und zieht sich aus diesem Grund aus der Welt zurück.

Barrieren durchlässig machen

Rhododendron blüht in vielen Farben, die jeweils Einzelaspekte einer Grundthematik ansprechen. So korrespondiert die weiße Blüte verstärkt mit der Absonderung aufgrund Überheblichkeit, die violette mit der Ausgrenzung durch Egoismus und die rosafarbene mit der Weltflucht aufgrund von Überempfindsamkeit. Der Rhododendron kann die Isolation aufbrechen, die den Kontakt und den Energiefluss zwischen Umwelt und Ich blockiert und eine volle Teilnahme am Leben verhindert. Er lässt einen leichter auf seine Mitmenschen zugehen und schenkt einem die Gewissheit, Teil eines großen Ganzen zu sein.

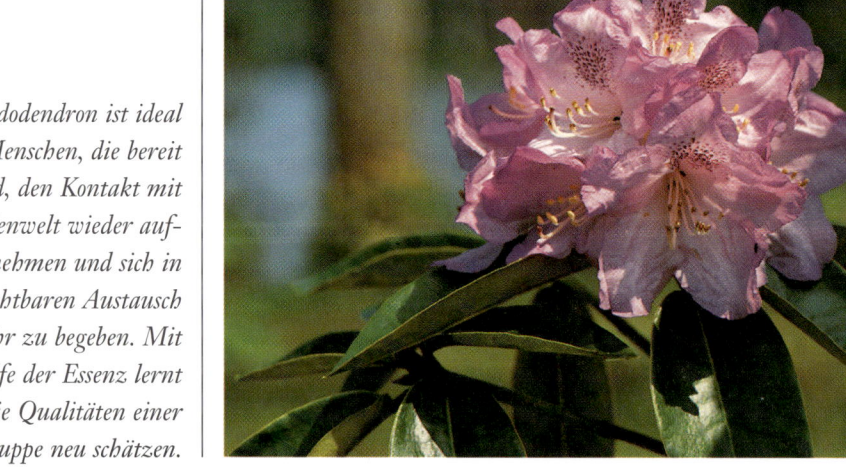

Rhododendron ist ideal für Menschen, die bereit sind, den Kontakt mit der Außenwelt wieder aufzunehmen und sich in einen fruchtbaren Austausch mit ihr zu begeben. Mit Hilfe der Essenz lernt man die Qualitäten einer Gruppe neu schätzen.

Ein gesundes soziales Verhalten entwickeln

Rhododendronessenz	
Angezeigt bei:	Gefühl der Einsamkeit in der Menge Kontaktarmut
Positive Potenziale:	Integration in eine Gemeinschaft Teamfähigkeit Verstärkter Energiefluss zwischen Ich und Umwelt

Ringelblume – die Angstlöserin

PFLANZENSTECKBRIEF

Botanischer Name:	Calendula officinalis
Beschreibung:	Korbblütler Höhe bis zu 0,6 Meter Stängel mit länglich spitzen Blättern und buschigen Strahlenblüten
Vorkommen:	Eher sonnige Lagen In Gärten, auf Äckern, Wiesen, Schuttplätzen, an Wegrändern
Blütezeit:	Juni bis Oktober
Blütenfarbe:	Dottergelb bis orange
Naturheilkundliche Bedeutung:	Entzündungshemmend bei Verletzungen, auch schmerzlindernd bei Verbrennungen Bei schlechter Wundheilung Bei Hämorrhoiden

Eine der klassischen Heilpflanzen, die in jede Hausapotheke gehören, ist die Ringelblume. Besonders geschätzt wird sie in der Zubereitung als Salbe, die bei Hautentzündungen und Wunden eingesetzt wird.

Die Angst ist eines der elementaren Lebensgefühle des Menschen, sie hat viele Auslöser und Ursachen. Bei ihr handelt es sich um eine starke emotionale Empfindung, die durch unser Nervensystem gesteuert wird und ein rationales Handeln zeitweise unmöglich macht. Bei stärkeren

Heimische Essenzen im Überblick

Die Ringelblume lindert die schädlichen körperlichen Auswirkungen von Angstempfindungen. Sie erleichtert es, kritische Lebenslagen erfolgreich durchzustehen.

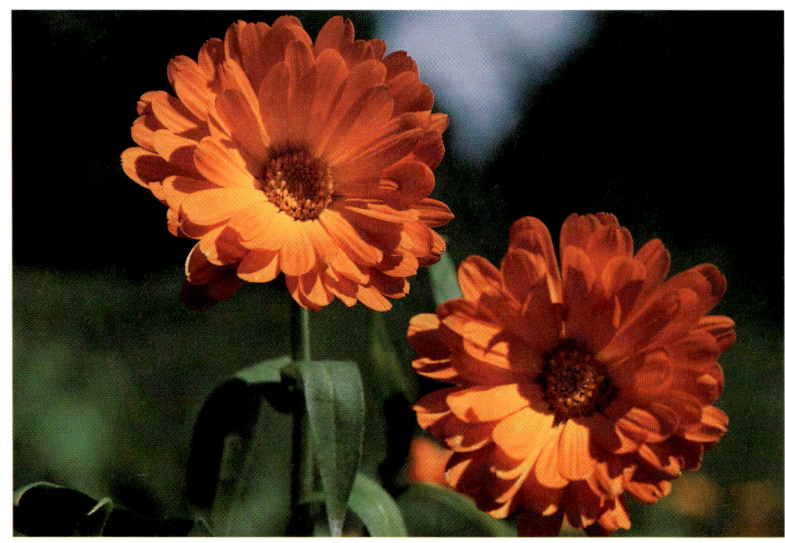

Angstattacken machen sich auch körperliche Reaktionen wie Zittern, Schwitzen, Atembeschwerden oder Herzrasen bemerkbar.

Unterschiedliche Formen der Angst

Es gibt konkrete Ängste vor Situationen oder Dingen, die benennbar sind, so die Angst vor Spinnen, vor dem Zahnarzt oder vor Prüfungen. Andere Ängste hingegen sind vage, treten scheinbar grundlos auf und beziehen sich auf Abstraktes, wie die Angst vor der Dunkelheit, vor unbekannten Gefahren oder vor unheimlichen Kräften. Eine Steigerung der Angst stellen Panikattacken dar, hervorgerufen durch schockierende Erlebnisse wie einen Verkehrsunfall, eine Naturkatastrophe, ein Gewaltverbrechen oder eine schwere Erkrankung. Viele Ängste sind in der individuellen Persönlichkeitsentwicklung eines Menschen begründet und für andere oft schwer nachvollziehbar (z. B. die Angst vor bestimmten Tieren wie Katzen oder Hunden oder vor Situationen wie Lift fahren, Fliegen). Die Wurzeln dieser Ängste sind meistens in der frühen Kindheit zu suchen und lassen sich oft im Gespräch freilegen. Auch eine gewisse Veranlagung zur Überempfindlichkeit fördert die Entstehung von Ängsten und Phobien.

Angst ist ein wichtiges Gefühl, für das sich niemand schämen sollte. Sie warnt uns vor Gefahren, denen wir nicht gewachsen sind, und hilft uns im Zweifelsfall, uns zu retten, indem wir den Rückzug antreten. Problematisch wird die Angst erst, wenn Sie keine konkrete Ursache für sie benennen können.

Andere Ängste hingegen werden von der Mehrheit der Menschen als bedrückend empfunden (z. B. die Angst vor Krieg). Hinter jeder Angst steckt letztlich das Wissen, dass wir Menschen verwundbar und sterblich sind.

Ängste schleichen sich besonders häufig ein, wenn das Selbstbewusstsein geschwächt ist, wenn einem etwas unbekannt erscheint, man eine Situation nicht genau einschätzen kann oder man sich fremd fühlt. Durch die Angst entstehen dann Verspanntheit und Beklemmung, die eine angemessene Reaktion erschweren oder sogar unmöglich machen.

Die Empfindsamkeit eindämmen

Die Essenz der Ringelblume hilft, mehr Selbstsicherheit zu erlangen und beherzter auf Unbekanntes zuzugehen. Die eigene Verletzbarkeit schiebt sich nicht mehr in den Vordergrund, und man gewinnt an Stabilität. Es wird leichter, anderen und sich selbst gegenüber Ängste konkret zu benennen, ihre Ursachen zu erforschen und sie nach Möglichkeit auch zu überwinden.

Im akuten Fall wird die Angstblockade gelöst und ein vernünftigeres, situationsangemessenes Handeln ermöglicht. Sie fühlen sich der Angst nicht mehr hilflos ausgeliefert und entwickeln auch für zukünftige, für Sie bedrohliche Momente Stärke.

Manche Menschen sind empfindsamer als andere und leiden leichter unter Angstattacken. Dies kann an einer ererbten Veranlagung zu einem reizempfindlicheren Nervensystem liegen. In solchen Fällen helfen Entspannungsübungen und eine kurmäßige Einnahme der Ringelblumenessenz.

Sich mit der Ursache seiner Angst auseinanderzusetzen, die oft in der Kindheit zu suchen ist, ist der erste Schritt zu einer konstruktiven Bekämpfung der Angst. Wer den Grund für seine Angstzustände einkreisen kann, ist ihnen in Zukunft meist weniger ausgeliefert.

Ringelblumenessenz	
Angezeigt bei:	Nervosität
	Zögerlichkeit
	Übervorsichtigkeit
	Inneren Verspannungen
	Angst vor Unbekanntem
Positive Potenziale:	Standhaftigkeit
	Selbstbeherrschung
	Selbstsicherheit
	Auseinandersetzung mit der Angst

Heimische Essenzen im Überblick

Sonnenhut – die Selbstständigkeitsblüte

PFLANZENSTECKBRIEF

Der kleine Sonnenhut mit seinen kugeligen, strahlenförmigen Blüten ist eine Wildpflanze Nordamerikas. Die auch unter dem Namen »Igelkopf« bekannte Heilpflanze war bei den Prärieindianern hochgeschätzt. Sie verwendeten vor allem die Wurzel und die frischen Blätter.

Botanischer Name:	Echinacea purpurea/angustifolia
Beschreibung:	Korbblütler
	Höhe bis zu einem Meter
	Langer Stängel mit schmalen, behaarten Blättern, borstige Blütenköpfe mit Strahlenblütenblättern
Vorkommen:	Eher sonnige Lagen mit nährstoffreichem Boden
Blütezeit:	Juli bis Oktober
Blütenfarbe:	Gelb oder rot
Naturheilkundliche Bedeutung:	Stärkt die Abwehrkräfte
	Bei Erkältungen
	Bei Hauterkrankungen
	Zur Wundbehandlung

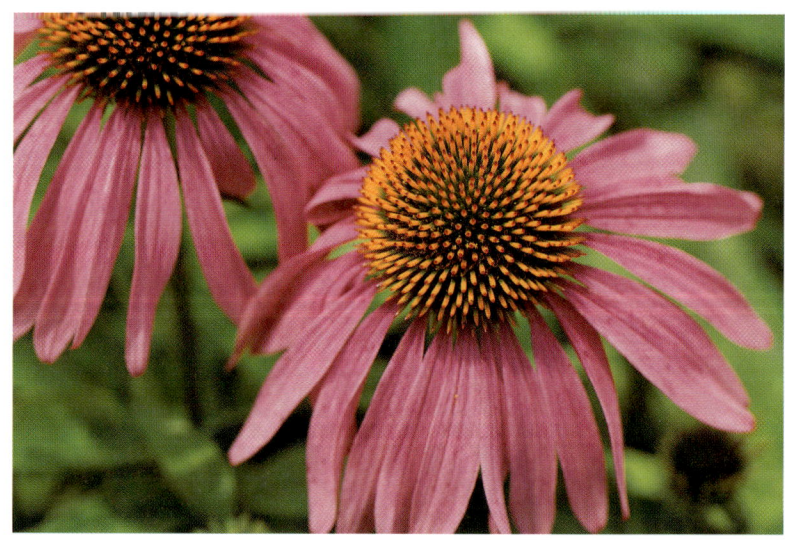

In der modernen Massengesellschaft ist eine starke Persönlichkeit besonders wichtig. Sonnenhutessenz stärkt das Ich von innen heraus.

Zu den Grundbedürfnissen eines jeden Menschen gehört das Eingebundensein in eine Gemeinschaft wie Familie, Freundeskreis, Kollegenkreis oder eine andere Gruppe, in der man sich aufgehoben fühlt. Diesem Streben nach Zusammengehörigkeit liegt der Wunsch zugrunde, von anderen als liebenswert angenommen zu werden. Die Zugehörigkeit zu einer Gemeinschaft bedeutet jedoch auch Kompromissfähigkeit und eine gewisse Anpassung an deren Bedürfnisse und Überzeugungen. Nur so erhält man – allgemein oder für bestimmte Leistungen – auch die nötige Anerkennung, die einem das Gefühl von Zufriedenheit mit dem Leben verleiht.

Nicht selten kommt es aber vor, dass man sich zugunsten dieser für das eigene Selbstwertgefühl so wichtigen Akzeptanz von außen gegen seine inneren Bedürfnisse entscheidet, weil diese unter Umständen den von der Gruppe vorgegebenen Normen zuwiderlaufen. In Maßen und im Hinblick auf eine gute Sozialverträglichkeit des eigenen Verhaltens ist dies sicher vertretbar. Manche Menschen jedoch können ohne diese Vorgaben ihrer Umwelt kaum selbst entscheiden und handeln. Sie haben Angst davor, abgelehnt zu werden, mit ihrer Meinung allein dazustehen, mit Fehlern andere zu ärgern oder zu belästigen. Daher benötigen sie zu ihrer Orientierung immer Impulse von außen, die ihnen ihre Richtung vorgeben. Sie klammern sich an bestimmte Personen – z. B. den Partner, die Eltern oder Freunde – und verlieren so ihre persönliche Autorität und ihre Fähigkeit, selbstständig und eigenverantwortlich zu handeln.

Gleichberechtigt handeln

Die Blütenessenz des Sonnenhuts stärkt die Ich-Identität, das Empfinden für einen selbst sowie für das, was man will. Sie hilft einem, äußere Einflüsse zu filtern und ihnen nicht mehr bedingungslos zu gehorchen. So kann man erkennen, was einen abhängig gemacht hat und was einen daran hindert, aus eigener Kraft zu leben. Minderwertigkeitsgefühle werden abgeschwächt, man nimmt die eigenen Stärken und Vorzüge besser wahr. Man kann selbstständig Entscheidungen treffen und diese auch gegen Widerstände im sozialen Umfeld durchsetzen.

Da dem Sonnenhut in den heimischen Gärten zunächst ein Schicksal als Zierpflanze beschert war, blieb sein medizinischer Nutzen lange unbedeutend. Erst als amerikanische Pharmakologen feststellten, dass seine Wurzel das Immunsystem stärkende Stoffe enthält, kam dem Sonnenhut die gebührende medizinische Aufmerksamkeit zu.

Heimische Essenzen im Überblick

Die Sonnenhutessenz unterstützt Sie dabei, auf Ihre eigenen Kräfte zu vertrauen. Sie schenkt Ihnen die Gewissheit, dass Sie auf niemanden angewiesen sind, um Ihr Leben gemäß Ihren Fähigkeiten gestalten zu können.

Sonnenhutessenz	
Angezeigt bei:	Hoher Beeinflussbarkeit Zu hoher Einschätzung der Meinung anderer Menschen Mangelnder Fähigkeit zu eigenverantwortlichem Handeln
Positive Potenziale:	Abnabelung von dominanten Mitmenschen Stärkung der eigenen Autorität Unterordnung von äußeren Einflüssen Wille zur Selbstständigkeit Schwimmen gegen den Strom

Spitzwegerich – die Erfolgsblüte

Seit dem Altertum wird der robuste Spitzwegerich als Wundheilmittel gelobt, da er die dafür wichtigen Schleimstoffe in hoher Konzentration enthält. Ein Auszug aus seinen Blättern wirkt schmerzlindernd bei Bronchitis und verschleimten Atemwegen.

PFLANZENSTECKBRIEF

Botanischer Name:	Clantago lanceolata
Beschreibung:	Wegerichgewächs Höhe bis zu 0,5 Meter Lanzettenförmige, gerippte und behaarte Blätter in Grundrosette, ährenartige Blüten mit langstieligen Staubbeuteln
Vorkommen:	Auf eher trockenem Grund
Blütezeit:	Juli bis Oktober
Blütenfarbe:	Gelblich weiß
Naturheilkundliche Bedeutung:	Schleimlösend Entzündungshemmend Bei Atemwegserkrankungen Bei Entzündungen im Mund- und Rachenraum Bei Hautproblemen Zur Wundbehandlung

Bei geistiger Reizüberflutung hilft Spitzwegerich

Eine wichtige Gabe des Menschen ist es, Situationen und Probleme gedanklich durchspielen zu können, um vor seiner tatsächlichen Handlung aus verschiedenen Alternativen eine für ihn geeignete Lösung auszuwählen. Doch manchmal kommen diese Gedanken nicht mehr zur Ruhe. Immer wieder schießen einem Argumente und Gegenargumente durch den Kopf. Der Geist ist völlig überreizt. Man ist unfähig abzuschalten, manchmal stellen sich sogar Schlafstörungen ein. Eine optimale Lösung für sein Problem findet man trotz allem Erwägen nicht. Im Gegenteil: Das verwirrende Rotieren der Gedanken rückt eine Entschlussfindung in immer weitere Ferne.

Grund für eine solche Unfähigkeit, eine Entscheidung zu fällen, ist in diesem Fall eine Überbetonung des Verstandes, der durch seinen ständigen inneren Monolog die Verbindung zwischen der Geistes-, der Gefühls- und der körperlichen Ebene unterbricht. Immer neue Informationen und Impulse werden schließlich wahllos aufgenommen, kreisen unsortiert im Kopf herum und lösen eine dauernde Angespanntheit aus, die nur schwer durch konstruktive Entscheidungen oder Erfolgserlebnisse gelöst werden kann. Frustration und Resignation sind die Folge, oder aber Spontanhandlungen nach der Devise »Mit dem Kopf durch die Wand«.

Spitzwegerichtee wird äußerlich zum Gurgeln bei Halsentzündungen oder als Tropfen bei Augenentzündungen angewendet. Bei Husten hilft eine Teekur. Man verwendet dazu zwei Teelöffel für eine Tasse Wasser als Aufguss und trinkt dreimal täglich eine Tasse.

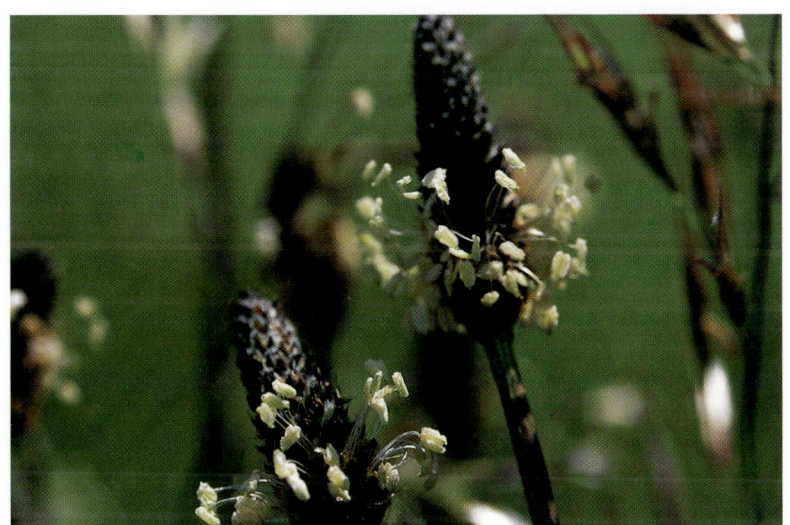

Spitzwegerich dient zur Sammlung der geistigen Energien. Er fördert bei Entscheidungsfindungen die Eigenständigkeit und den Blick für das gewählte Ziel.

Geistig zur Ruhe kommen

Genauso wie der Spitzwegerich als Naturheilmittel dabei hilft, im Körper Stauungen zu lösen, wirkt er als Essenz auf den entsprechenden negativen Gemütszustand.

Die Essenz des Spitzwegerichs löst den Energiestau im Kopf, der durch die ungeordneten und ungefilterten Gedanken zustande kommt. Sie unterstützt die Herstellung des inneren Gleichgewichts zwischen Verstand, Gefühl und körperlichem Wohlbefinden. Denn nicht selten zieht eine extreme geistige Verspannung auch psychosomatische Beschwerden in Form von Spannungskopfschmerzen oder Migräne sowie Verspannungen der Rücken- und Halsmuskulatur nach sich. Diese können, sofern sie nicht sorgfältig ausgeheilt werden, die Stoffwechselfunktionen beeinträchtigen und das Nervensystem schädigen. Die Spitzwegerichessenz greift an der eigentlichen, der seelisch-geistigen Ursache des Problems an. Sie hilft, die Gedankenflut zu stoppen oder sie in die richtigen Bahnen zu lenken. Man lernt, zwischen wichtigen und unwichtigeren Inhalten abzuwägen und setzt sich damit neue Maßstäbe. Schon bei der Aufnahme der Informationen von außen entscheidet man, was für die momentane Situation relevant ist und was man getrost vergessen kann. So wird der Blick wieder frei für vernünftige Lösungswege, die zum Erfolg führen. Auf der anderen Seite ist auch ein erholsames Abschalten und Entspannen möglich.

Die Spitzwegerichessenz hilft Ihnen dabei, geistige Prioritäten zu setzen und sich nicht von Informationen überfluten zu lassen. Durch sie können Sie das Gleichgewicht zwischen geistiger Aktivität und Entspannung wiederfinden. Produktive geistige Arbeit wird durch sie wieder möglich.

Spitzwegerichessenz

Angezeigt bei:	Kopflastigkeit
	Überreizung des Denkapparats
	Überflutung mit unkonstruktiven Gedanken
	Entscheidungsschwäche
	Mangelnder Fähigkeit, geistige Prioritäten zu setzen
Positive Potenziale:	Ungestörter Energiefluss zwischen Kopf und Körper
	Fähigkeit zu innerer Ruhe
	Konstruktives Selektieren von Gedanken
	Effektive Problemlösung

Wermut – die Blüte für das rechte Maß

PFLANZENSTECKBRIEF

Botanischer Name: Artemisia absinthum
Beschreibung: Korbblütler
Höhe bis zu 1,5 Meter
Silbrig grüne, gefiederte, behaarte Blätter, kleine Blütenköpfe in hängenden Rispen
Vorkommen: Eher sonnige Lagen
Auf Wiesen, an Zäunen, im Gebüsch
Blütezeit: Juli bis September
Blütenfarbe: Hellgelb
Naturheilkundliche Bedeutung: Appetitanregend
Verdauungsfördernd
Entwurmend
Regt den Gallenfluss an
Beseitigt Blähungen

Für arzneiliche Zwecke wird der Wermutbusch in Kulturen angebaut. Verwendet werden die oberen Triebe des Krauts. Der bittere Wermutlikör wird in der Volksheilkunde oft bei verdorbenem Magen verabreicht.

In unserer schnelllebigen und hektischen Zeit kommt es immer wieder zu Zuständen von Reizüberflutung. Straßenlärm, Termindruck, die Konfrontation mit vielen Menschen, aber auch Computer- oder Fernsehbilder sind Reize, denen fast jeder von uns tagtäglich ausgesetzt ist. Geist und Seele befinden sich so in einem ständigen Stresszustand. Gelingt es einem nicht, zwischendurch einmal zur Ruhe zu kommen, so erscheint es einem ab einem gewissen Zeitpunkt unmöglich, zu unterscheiden, was noch gut für einen und was eher schädlich ist. Es kommt zu Unausgeglichenheit und Stimmungsschwankungen.

Gelegentlich ist jeder einmal gefühlsmäßig aus dem Lot und für den Moment überfordert. Wenn aber das Hin- und Herschwanken zwischen Stimmungsextremen zum Normalzustand wird und Launenhaftigkeit das alltägliche Handeln prägt, so kann dies zu massiven Problemen führen. Heftige Emotionen, die ebenso schnell vergehen, wie sie aufgetaucht

Aufgrund seines hohen Gehalts an Bitterstoffen ist der Wermut eine beliebte Naturarznei bei Blähungen, Appetitlosigkeit, Verdauungsstörungen und Gastritis. Als Küchengewürz eignet er sich aus dem selben Grunde besonders gut als Zutat zu fetten Speisen, die dem Stoffwechsel sonst übermäßig zu schaffen machen würden.

> Manche Menschen besitzen eine derartige Vielzahl an Talenten und Fähigkeiten, dass sie nicht recht wissen, welche sie nun im Speziellen ausbilden sollen. Wer sich darüber nicht klar werden kann, neigt dazu, seine Energie in fantastischen Visionen von seinen Möglichkeiten zu verpulvern.

sind, übereilte oder in sich widersprüchliche Reaktionen, Nervosität und fahrige Gesten sind Anzeichen für die seelische Labilität der Betroffenen. Auf andere wirken sie häufig unzuverlässig. Denn wer im einen Moment so und im nächsten genau entgegengesetzt denkt oder erst hochaktiv ist und dann in Apathie versinkt, der wird schwerlich zu eindeutigen Entscheidungen gelangen und macht sich unglaubwürdig. Hinzu kommt, dass das ergebnislose Pendeln zwischen verschiedenen Möglichkeiten zu einer Verschwendung der Lebensenergie führt.

Die goldene Mitte finden

Die Essenz des Wermuts trägt dazu bei, das innere Gleichgewicht zu finden. Gedanken und Gefühle können geordnet werden, um zu einer angemessenen Entscheidung zu kommen. Extrem positive oder negative Stimmungslagen werden abgeschwächt, und der goldene Mittelweg wird sichtbar. Die Lebensenergie verdichtet sich auf die Verfolgung eines konkreten Ziels hin. In diesem Zustand der Ausgeglichenheit können neue Möglichkeiten ins Auge gefasst werden, ohne dass man den inneren Rhythmus wieder verliert.

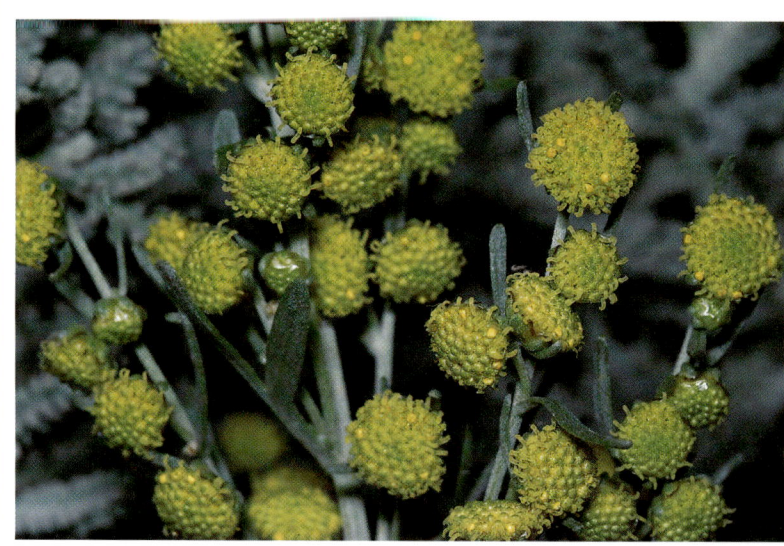

Im richtigen Augenblick das Richtige tun – Wermut, die Pflanze des »Goldenen Wegs«, versammelt den Willen dazu.

Wermutessenz

Angezeigt bei:	Starken Stimmungsschwankungen
	Sprunghaftigkeit
	Innerer Unruhe
	Maßlosigkeit
	Übertriebener Aktivität, abgelöst von Phasen absoluten Nichtstuns
Positive Potenziale:	Auflösung von inneren Widersprüchen
	Fähigkeit, Überreizung zu vermeiden
	Entschlussfreude
	Inneres Gleichgewicht
	Fähigkeit zur Analyse von Informationen
	Entwicklung vernünftiger Lebensziele

Die Wermutessenz hilft einem dabei, seine Kräfte zu kanalisieren und auf ein Ziel zu richten. Auf diese Weise wirkt man nach außen hin souveräner und wird als Persönlichkeit ernst genommen.

Seine Chancen wahrnehmen

Wenn Sie die Blütenporträts mit den Auflistungen der Stimmungslagen durchgelesen haben, für die jede Blüte angezeigt ist, dann mögen Sie bei der einen oder anderen Beschreibung gestutzt haben. Schließlich fällt es jedem von uns schwer, sich selbst auch einmal in einem schwächeren Licht zu sehen. Vielleicht fällt es Ihnen leichter, sich mit diesen negativen Seiten auseinanderzusetzen, wenn Sie sich darüber klar werden, dass sie nur ein momentaner Zustand sind. Im Grunde haben Sie den Weg Ihrer seelischen Bestimmung verlassen. Dadurch tut man sich selbst weh, unterdrückt seine wahre Bestimmung und verliert sein inneres Gleichgewicht. Jede dieser Schwächen beinhaltet jedoch eine Aufgabe, die es zu lösen gilt. Ansonsten führen die negativen Seelenzustände zu weiterem seelischem Leid. Mit Hilfe der Blütenessenzen können Sie Ihr Bewusstsein öffnen, denn sie führen Sie auf eine höhere Ebene, von der aus Sie Ihre Schwächen beleuchten und damit auch auflösen können. Jeder dieser negativen Zustände beinhaltet so auch die Chance zu einer Veränderung zum Positiven hin.

Jede Essenz bietet eine Möglichkeit der Entwicklung zum Positiven hin. Die Blütenessenzen öffnen unser Bewusstsein, lassen uns unsere Schattenseiten erkennen und annehmen und wirken durch das Auflösen von Blockaden befreiend und ermutigend.

Von der Blüte zur Essenz

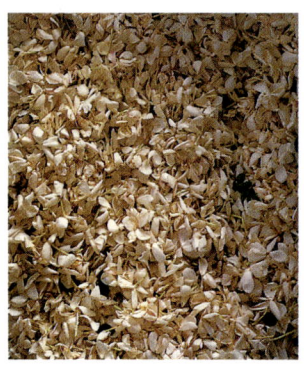

Bevor Sie sich an das Sammeln der Blüten machen, studieren Sie neben diesem Ratgeber auch ein Botanikbuch. Je mehr Sie über die Blüten wissen, desto leichter fällt Ihnen der Umgang mit ihnen.

Im vorangegangenen Kapitel konnten Sie sehen, welche verborgenen Kräfte in heimischen Pflanzen stecken. Jede der beschriebenen Blüten bietet ein mannigfaltiges Heilungspotenzial für viele Probleme und Beschwerden. Alle Essenzen besitzen zudem den Vorteil, keine unangenehmen Nebenwirkungen zu haben. Wenn Sie die Wirkung der Blütenkräfte optimal nutzen möchten, versuchen Sie einmal, Ihre ganz individuellen Blütenessenzen selbst herzustellen.

Die richtigen Pflanzen erkennen

Wenn Sie einen Spaziergang in der freien Natur oder den städtischen Parkanlagen unternehmen, werden Sie mit etwas Aufmerksamkeit den meisten der hier aufgeführten Pflanzen auf Ihrem Weg begegnen. Die botanischen Steckbriefe und die Farbabbildungen zu den einzelnen Blüten können Ihnen sicher gute Dienste beim Auffinden und Erkennen der Pflanzen leisten. Wollen Sie tiefer in die Welt der Botanik eindringen, sollten Sie sich außerdem ein Pflanzenbestimmungsbuch mit guten Abbildungen besorgen, das Ihnen als ausführlicher Wegweiser dienen kann.
Sie können sich bei Ihren ersten Streifzügen auch von einem erfahrenen Naturkundler und Kräutersammler begleiten lassen, der Ihnen mit seinen sachkundigen Hinweisen den Einstieg in das Erkennen der Pflanzen erleichtern wird. Botanische Wanderungen, die z. B. von den Volkshochschulen oder Naturschutzvereinen angeboten werden, leisten dabei gute Dienste. Auch Lehrpfade helfen dabei, die Pflanzen genauer kennen zu lernen. Einige Gewächse lassen sich auch problemlos im eigenen Garten ziehen. Erkundigen Sie sich dazu in Ihrer Gärtnerei.

Mit etwas Sorgfalt kann man Blütenessenzen ganz einfach selbst herstellen. Durch Ihre aktive Beschäftigung mit der Blüte, beim Aussuchen, beim Sammeln und bei der Zubereitung, stellen Sie auch eine intensivere Beziehung zwischen der Essenz und Ihnen selbst her. Diese wirkt begünstigend auf einen Heilungserfolg.

Das Sammeln der Blüten

Fühlen Sie sich mit der Botanik ausreichend vertraut, können Sie sich an das Sammeln Ihrer Blüten machen. Dabei sollten Sie die folgenden Punkte grundsätzlich beachten:
Durch die hohe Schadstoffbelastung des Bodens und der Luft durch Industrie, Autos oder Landwirtschaft, die in den meisten Regionen außerhalb von Naturschutzgebieten vorhanden ist, sind auch viele Pflanzen in Mitleidenschaft gezogen. Vermeiden Sie es daher, Wiesen in der Nähe von Industriegebieten, Grünstreifen an verkehrsreichen Straßen oder mit chemischen Düngern und Schädlingsbekämpfungsmitteln behandelte Felder abzusuchen. Unternehmen Sie stattdessen eine Wanderung in der unberührten Bergwelt, in einem Naturpark, einem Moor oder einem Mischwald. Hier leben die Pflanzen gesünder, und ihre Blüten sind in ihrer Wirksamkeit durch Umweltgifte weniger beeinträchtigt.

Überlegen Sie sich bereits im Vorfeld, welche Blüten Sie auf Ihrer Wanderung sammeln möchten. Machen Sie sich dann kundig darüber, in welcher natürlichen Umgebung diese heimisch sind, ob sie eher sonnige oder schattige Plätze bevorzugen und zu welcher Jahreszeit sie ihre Blüten entfalten.

Umweltbewusstes Verhalten

Bevor Sie sich an das Sammeln von Blüten machen, sollten Sie sicherstellen, dass es sich nicht um Pflanzen handelt, deren Bestände mittlerweile so reduziert sind, dass sie unter das Naturschutzgesetz fallen. Informieren Sie sich hierüber in einem Pflanzenbestimmungsbuch oder in den so genannten Roten Listen, die beispielsweise vom Bund Naturschutz herausgegeben werden. Dass das Sammeln in ausgewiesenen Schutzgebieten verboten ist, versteht sich von selbst. Achten Sie beim Umgang mit Pflanzen außerdem darauf, dass Sie sie niemals mit ihrer Wurzel entfernen. Vermeiden Sie auch das gewaltsame Aus- oder Abreißen von Pflanzenteilen. Um die Natur zu schützen, sollten Sie auch ein Auge auf die benachbarten Pflanzen haben, die Sie versehentlich verletzen oder zertreten könnten.
Hüten Sie sich vor Giftpflanzen! Das Pflanzenbestimmungsbuch klärt Sie darüber auf, von welchen Gewächsen Sie tunlichst die Finger lassen sollten, damit es nicht zu vermeidbaren Unfällen kommt.

Auch wenn Sie von den Pflanzen lediglich die Blüten benötigen und somit ihr Weiterleben nicht unbedingt gefährden, geschützte Pflanzen sollten auf jeden Fall tabu sein!

Sammeltips

Vermeiden Sie zum Transport Ihrer frischen Blüten luftundurchlässige Plastikbehälter oder -tüten. In ihnen welken die Blüten schnell, und ihre Wirkung verfliegt.

Auf Ihren Streifzügen durchs Grüne sollten Sie folgende Ausrüstung dabeihaben:
- Diesen Ratgeber
- Eventuell ein Pflanzenbestimmungsbuch
- Eine Schere
- Dünne Baumwoll- oder Einmalhandschuhe (erhältlich in Supermärkten, in Drogerien oder im Sanitätsfachhandel)
- Dünnwandige, durchsichtige Glasschalen und eine Flasche mit frischem Quellwasser (einen halben bis einen Liter), wenn Sie Ihre Essenzen an der Erntestelle der Blüten herstellen wollen
- Einen Korb oder kleine Papiertüten (eine für jede Blütenart), wenn Sie die Blüten mit nach Hause nehmen möchten

Gehen Sie an klaren, wolkenlosen Tagen vor zehn Uhr vormittags auf Pflanzensuche. Die Blüten sollten voll entfaltet sein und nicht mehr feucht von Tau oder Regen, sollten aber auch noch nicht zu stark der Sonne ausgesetzt sein.

Vergessen Sie nicht, Ihre Papiertüten mit den entsprechenden Pflanzennamen zu beschriften. Sollten die Blüten zu Hause durcheinandergeraten, müssen Sie sich leider noch einmal auf den Weg zum Sammeln machen, da sich die verschiedenartigen Schwingungen der Blüten gegenseitig beeinträchtigen können.

Sorgfalt ist geboten

- Wählen Sie nur saubere, d. h. frei von Ungeziefer, voll entfaltete und unbeschädigte Blüten aus.
- Beim Ernten sollten Sie Handschuhe tragen, um die Blüten nicht mit der bloßen Haut zu berühren. Denn sowohl der Mensch als auch die Pflanze besitzen ihre individuellen Schwingungsfrequenzen. Bei Hautkontakt würde die Botschaft der Blüte verändert und damit ihre Wirkungsweise verfälscht oder abgeschwächt werden.
- Schneiden Sie die Blüten mit der Schere ab, und lassen Sie sie direkt in die Glasschale fallen. Wollen Sie die Blüten daheim verarbeiten, so geben Sie sie in den Korb oder die dafür vorgesehene Papiertüte.
- Mischen Sie die Blüten nicht miteinander, und achten Sie darauf, dass sie locker aufeinander liegen.

Zwei traditionelle Produktionsverfahren

Die Herstellung der Essenzen

Für das Zubereiten der Blütenessenzen gibt es – in Anlehnung an die Zubereitung von Bach-Blüten zwei traditionelle Verfahren: die Sonnenmethode und die Kochmethode.

Die Sonnenmethode wird bei solchen Pflanzen angewendet, die im Frühjahr oder Sommer blühen. In unseren Breiten reicht die Kraft der Sonneneinstrahlung normalerweise ab Ende April/Anfang Mai aus, um die feinstoffliche Botschaft aus der Blüte auf zufriedenstellende Weise zu lösen. In sonnenarmen Jahren oder für Pflanzen mit Blütezeiten im Winter gehen Sie nach der Kochmethode vor.

Das Grundprinzip beider Verfahren ist gleich. Mittels Wärmeenergie werden die Blütenstoffe in der Trägersubstanz, dem Quellwasser, gelöst und anschließend in Alkohol oder Essig konserviert. Auf diese Weise entsteht die Ur- oder Mutteressenz.

Mit jedem Schritt auf dem Weg zur Herstellung der Essenz – die etwas zeitaufwändig ist – setzen Sie sich intensiv mit der Blüte, ihrer Herkunft und der Natur, in der sie großgeworden ist, auseinander. Vielleicht gelingt es Ihnen bereits jetzt, intuitiv etwas von ihrem Wirkungsspektrum zu erfassen.

Welche Methode passt zu welcher Blüte?

Blüte	Blühzeit	Methode
Artischocke	Juni–September	Sonne
Beinwell	Mai–September	Sonne
Birke	April–Mai	Kochen/Sonne
Brennnessel	Juni–Oktober	Sonne
Hamamelis	Januar–Februar	Kochen
Holunder	Juni–Juli	Sonne
Jasmin	Mai–Juni	Sonne
Königskerze	Juli–September	Sonne
Lavendel	Juli–September	Sonne
Löwenzahn	April–Mai	Kochen/Sonne
Rhododendron	Mai–Juli	Sonne
Ringelblume	Juni–Oktober	Sonne
Sonnenhut	Juli–Oktober	Sonne
Spitzwegerich	Juli–Oktober	Sonne
Wermut	Juli–September	Sonne

Die traditionellen Methoden

Die Sonnenmethode

Wenn Sie es einrichten können und der Tag sehr sonnig ist, stellen Sie Ihre Blütenessenz gleich am Fundort der Blüten her. Sollten Sie die Blüten zur Weiterverarbeitung allerdings lieber mit nach Hause nehmen wollen, achten Sie darauf, dass zwischen Ernte und Zubereitung der Essenz nicht zu viel Zeit vergeht. Denn je länger die Fertigstellung dauert, desto mehr verliert die Blüte an Wirkkraft!

Legen Sie die Blüten für eine Essenz in eine nicht allzu große, klare Glasschale mit dünnen Wänden. So wird gewährleistet, dass die Wärme der Sonnenstrahlen optimal durch das Glas hindurchdringen kann. Denken Sie daran, während der gesamten Prozedur Handschuhe zu tragen, um die Blüten nicht zu berühren.

Welches Wasser?

Am besten geeignet für die Herstellung der Essenzen ist natürliches Quell- oder Brunnenwasser. Sollte Ihnen dieses nicht zur Verfügung stehen, können Sie auch stilles Mineralwasser verwenden, das im Reformhaus, im Getränkehandel und mittlerweile auch in vielen Supermärkten erhältlich ist. Achten Sie bei der Wahl Ihres Wassers sorgfältig darauf, dass wirklich keine Kohlensäure oder andere Zusätze darin enthalten

Während Sie darauf warten, dass die Energien der Blüten in das Quellwasser übergehen, können Sie sich entspannen und eine Heilmeditation üben. Atmen Sie dabei tief ein und aus, bis Sie sich ganz ruhig fühlen, und nehmen Sie dann die Blüten mit all Ihren inneren Sinnen wahr. Dabei spüren Sie die Heilkraft der Pflanze und lassen sich ganz von ihr erfüllen. Sie schenken der Blüte Ihr Vertrauen.

Hilfsmittel für die Sonnenmethode

- Sonnenlicht
- Dünnhäutige Handschuhe
- Eine dünnwandige Glasschale
- Quellwasser ($1/2$ bis 1 Liter)
- Papierfilter oder Leintuch
- Eine dunkle Glasflasche (50 bis 100 Milliliter) mit Deckel als Stock-Bottle
- 40-prozentiger Alkohol oder Obstessig

sind, die die Wirkung der Essenz verfälschen können. Auch destilliertes Wasser ist tabu. Dritte Wahl kann Leitungswasser sein, sofern es kaum belastet ist und nicht chemisch behandelt wurde. Erkundigen Sie sich bei Ihrem zuständigen Wasserwerk nach der Qualität. Wenn es zur Zubereitung von Säuglingsnahrung geeignet ist, können Sie es auch getrost zur Verarbeitung zu Essenzen benutzen.

Herstellung vor Ort

Füllen Sie Ihre Schale vorsichtig mit dem mitgebrachten Wasser auf, und gießen Sie es möglichst nicht über die Blüten. Die Wasseroberfläche sollte zum Schluss dicht mit Blüten bedeckt sein. Stellen Sie die Schale nun für drei bis vier Stunden in die Sonne – direkt am Fundort, im Garten oder auf dem Balkon. Dabei gilt: je intensiver die Sonneneinstrahlung, desto besser. Die geeignete Zeit liegt zwischen 10 und 15 Uhr. Nach drei bis vier Stunden ist die feinstoffliche Botschaft aus den Blüten herausgelöst. Die Uressenz ist fertig, sobald die Blüten zu welken beginnen. Entfernen Sie die Blüten aus dem Wasser mit einem kleinen Zweig, oder tragen Sie dabei wieder Handschuhe. Dann wird das Blütenwasser gefiltert und in die Vorratsflasche gegeben. Als Sieb eignet sich ein ungebleichter Papierfilter für Kaffee oder ein sehr sauberes Leinentuch, das Sie in einen Haushaltstrichter legen.

Richtig konservieren

Gießen Sie einen Teil 40-prozentigen Alkohol auf drei Teile Blütenwasser, und schütteln Sie die Mischung in der Flasche gut durch. Der Alkohol dient als Konservierungsmittel der Essenz. Wenn Sie auf Alkohol verzichten wollen oder verzichten müssen, können Sie auch hochwertigen Obstessig zum Haltbarmachen verwenden. Apfelessig eignet sich sehr gut zu diesem Zweck. Verschließen Sie die Flasche gut, und stellen Sie sie an einen kühlen, aber nicht zu kalten Ort. Zuvor das Beschriften der Flaschen nicht vergessen! Die Uressenzen sind in diesen Vorratsflaschen, den so genannten Stock-Bottles, unbegrenzt haltbar.

> Achten Sie nach der Herstellung der Uressenz darauf, dass diese nicht mehr mit Licht in Kontakt kommt. Dieses wirkt, wie bei natürlichen Heilmitteln auch, auszehrend, und die Essenz verliert ihre Wirkung. Stellen Sie daher auch die dunklen Glasflaschen an einen dunklen Ort, am besten in eine Vorratskammer oder in das Nachtkästchen.

> Bei der Herstellung von Blütenessenzen für Kinder ist Alkohol tabu. Greifen Sie hier zum Konservieren auf einen qualitativ hochwertigen Apfelessig zurück.

Die Kochmethode

Die Kochmethode ist die »technische« Alternative zur Sonnenmethode. Um sich während der Herstellung Ihrer Essenzen ganz auf die Blüten konzentrieren zu können, sorgen Sie für Ruhe, oder hören Sie leise Meditationsmusik.

Diese Methode, die auch traditionell zur Herstellung von Bach-Blütenessenzen eingesetzt wird, eignet sich besonders für Pflanzen, die sehr früh im Jahr blühen. Selbstverständlich kann man auf dieses Herstellungsverfahren auch während eines verregneten Frühjahrs oder Sommers zurückgreifen, wenn die Sonne nicht genug Kraft hat, das Wasser genügend zu erwärmen, um die Blütenbotschaften auszulösen.

Geben Sie die gesammelten Blüten in einen Email- oder Edelstahltopf. Die Blüten schneiden Sie für diese Methode mit Stiel ab (Handschuhe nicht vergessen!). Füllen Sie den Topf zu drei Teilen damit. Einen längeren Blütenstiel sollten Sie zum Umrühren zurückbehalten. Dann geben Sie einen Teil reines Wasser (Qualität wie vorher beschrieben) dazu, so dass Blüten und -stiele vollkommen davon bedeckt sind.

Elektrische Wärme ersetzt die Sonne

Lassen Sie die Mischung 30 Minuten lang bei mittlerer Hitze im offenen Topf auf dem Herd sieden. Drücken Sie die Blüten zwischendurch mit Hilfe des Blütenstiels immer wieder unter Wasser. Nach dem Auskochen nehmen Sie den Topf vom Herd, legen den Deckel darüber und lassen das Wasser abkühlen.

Anschließend entfernen Sie die Blüten und -stiele vorsichtig. Filtern Sie den Sud mehrfach, und konservieren Sie ihn mit Alkohol oder Obstessig wie bei der Sonnenmethode beschrieben.

Zur Aufbewahrung der Uressenzen benötigen Sie braune Pipettenflaschen (Stock-Bottles) zu 50 oder 100 Milliliter. Die Einnahmeflaschen, in denen Sie die Essenzen später für Ihren Bedarf mischen, sind kleiner (20 bis 30 Milliliter). Beide erhalten Sie in der Apotheke.

Hilfsmittel für die Kochmethode

- Kochstelle
- Handschuhe
- Email- oder Edelstahltopf
- Quellwasser (½ bis 1 Liter)
- Papierfilter oder Leintuch
- Eine dunkle Glasflasche mit Deckel
- 40-prozentiger Alkohol oder Obstessig

Zusatzinformationen für die Eigenproduktion

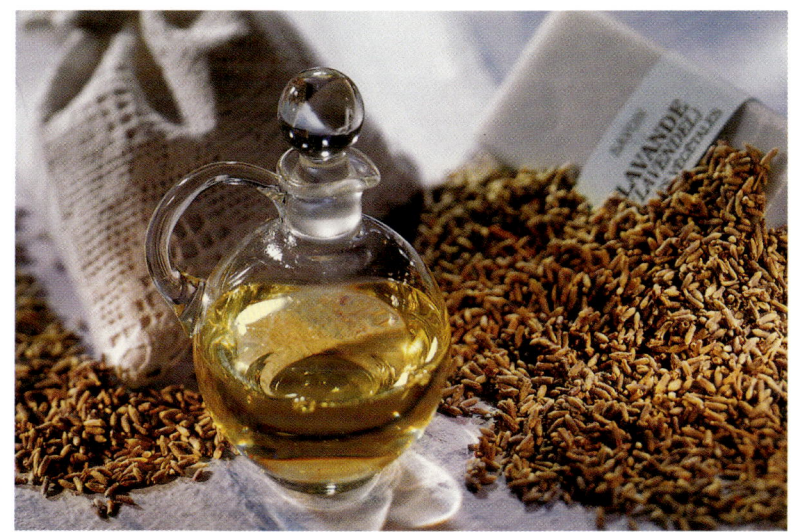

Die Gewinnung der Essenzen macht viel Arbeit – aber sie bleiben auf Jahre hinaus ein Quell innerer Stärke.

Abschließende Tips

• Grundsätzlich sollten Sie sich für die Herstellung Ihrer Blütenessenzen genügend Zeit nehmen und mit Freude an die Arbeit gehen. Lustlosigkeit, Hektik, Stress und Ungeduld sind Energieschwingungen, die die Wirkungsweise der Blüten negativ beeinflussen können.

• Die Arbeitsutensilien zur Zubereitung der einzelnen Blütenessenzen sollten ausschließlich für diesen Zweck verwendet und nach jedem Gebrauch gründlich gereinigt und kurz mit heißem Wasser abgespült werden. Dies ist besonders wichtig, da Reste der einen Essenz die Wirkungsweise der nächsten verfälschen.

• Empfehlenswert ist eine Vorratsmenge von 50 bis 100 Millilitern pro Essenz. Gut mit Alkohol oder Obstessig konserviert, vor Licht geschützt und an einem kühlen Ort aufbewahrt, sind Ihre Blütenessenzen viele Jahre lang haltbar und heilkräftig. Ein sich eventuell bildender Bodensatz ist dabei harmlos. Sollte er Sie dennoch stören, können Sie die Essenz vor Gebrauch noch einmal durchfiltern.

• Sie können Blütenessenzen aus allen Blüten, die Ihnen zusagen, auf Vorrat herstellen.

Mit den hier beschriebenen Arbeitsschritten lässt sich im Laufe der Zeit ein umfangreiches Sortiment an Essenzen zusammenstellen, das man in Ruhe testen kann und dann im Bedarfsfall für lange Jahre griffbereit hat.

Der Weg zur passenden Essenz

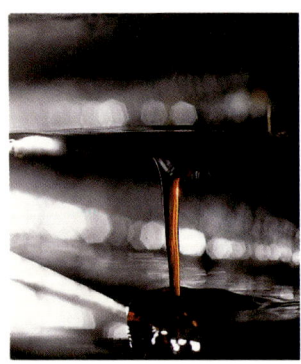

Negative Seelenzustände blockieren den Energiefluss zwischen dem Ich und der Natur. Löst man diese Blockaden nicht auf, so kann auch die Einheit zwischen beiden Größen nicht hergestellt werden.

Der akute Schwächezustand der Seele wird von den positiven Schwingungen der Blüte überflutet, so dass das Negative immer kleiner wird und schließlich ganz verschwindet. Das Schwache wird so in eine Stärke umgewandelt, und der Weg zur inneren Selbstheilung ist damit geebnet.

Bisher haben Sie erfahren, welche positiven Potenziale den hier vorgestellten Blüten innewohnen. Sie wissen nun, mit welchen negativen menschlichen Zuständen sie korrespondieren, und haben einen Leitfaden, wie Sie Blüten selbst sammeln und zu Essenzen für Ihren Eigenbedarf verarbeiten können. Das folgende Kapitel zeigt Ihnen den richtigen Umgang mit den Essenzen, und wie durch sie die seelischen Selbstheilungskräfte angeregt werden können.

Helfer zur Selbsthilfe

Blütenessenzen sind Extrakte aus den nicht sicht- und fühlbaren Lebenskräften einer Pflanze. Sie enthalten deren feinstoffliche Information mit ihren besonderen Energieschwingungen in hoher Potenz. Durch diese spricht jede Blüte einen anderen menschlichen Lebensbereich an und kann dort eingreifen, wo es durch Störungen oder Blockaden im persönlichen Energiefeld zu seelischen oder körperlichen Beschwerden gekommen ist. Die individuelle Botschaft jeder Essenz kann Schwächezustände ausgleichen und den Energiefluss harmonisieren. Alle Blütenessenzen haben die grundlegende Fähigkeit, die körperlich-seelische Gesundheit zu erhalten und wiederherzustellen.

Bei der Anwendung der Essenzen sollte man im Vorfeld immer eine Selbstanalyse durchführen, um diejenigen Schwächezustände herauszustellen, in denen die harmonisierende Kraft der Blüten erwünscht oder erforderlich ist. Voraussetzung hierfür ist natürlich, dass man grundsätzlich bereit ist, selbstverantwortlich mit der eigenen Gesundheit umzugehen. Dazu gehört auch, Probleme wahrzunehmen, und die Bereitschaft, notwendige Veränderungen herbeizuführen.

Seelenschau leicht gemacht

Alarmsignale von Körper und Seele

Unser körpereigener Schutzmechanismus wacht über unser Wohlbefinden und warnt uns mit den unterschiedlichsten Beschwerden, wenn unser körperliches oder seelisches Gleichgewicht gestört ist. Je nach Temperament und Charakter besitzt jeder von uns seine individuellen Schwachpunkte. Dabei ist der eine körperlich oder seelisch robuster, der andere labiler.

Dies zeigt sich durch das Zusammenspiel von Körper und Seele, welches sich in einem ständigen Fluss befindet. So weisen körperliche Symptome oft auf seelische Ursachen hin und umgekehrt. Reagiert der eine beispielsweise mit Magenproblemen auf Stress, so kann beim anderen eine geringe Belastbarkeit und Nervosität in einer gestörten Verdauung begründet sein. Für die Heilung gesundheitlicher Probleme ist es daher sehr wichtig, die Symptome so weit wie möglich auf ihre Ursachen zurückzuführen.

Jeder Mensch, der seelische Probleme lange Zeit unverarbeitet belässt, kann an psychosomatischen Beschwerden erkranken, die ebenfalls ihre Zeit benötigen, um auskuriert zu werden. Das ist nur ein Grund für die rechtzeitige Auseinandersetzung mit seelischem Ballast.

So erforschen Sie sich selbst

Erfolgversprechend für das Aufspüren solcher Ursachen ist eine Selbstanalyse. Hierbei sollten Sie sich selbst so ehrlich wie nur irgend möglich beurteilen – auch wenn das nicht immer einfach ist. Halten Sie Ihre Ergebnisse am besten schriftlich fest. Durch das Schreiben gelingt es Ihnen am ehesten, Ihren Seelenzustand objektiver zu betrachten.

Zunächst beschäftigen Sie sich mit Ihrem Ist-Zustand. Dazu beschreiben Sie Ihre private und berufliche Situation (Partner, Familie, Kinder, Freunde, Interessen, Ausbildung, Beruf etc.). Notieren Sie, wo Sie etwas als besonders angenehm oder besonders störend empfinden.

Dann überlegen Sie sich, was für ein Typ Sie sind: z. B. eher draufgängerisch oder furchtsam, durchsetzungsfähig oder nachgiebig, gesellig oder zurückhaltend? Schreiben Sie auch Ihre weniger schmeichelhaften Züge wie etwa Intoleranz oder Egoismus auf. Halten Sie fest, welche Eigenschaften Sie an sich mögen und welche nicht.

Fragen für die Selbstanalyse: Wovor habe ich Angst? Warum bin ich unsicher? Warum fühle ich mich einsam? Warum habe ich kein Interesse, meine jetzige Situation zu verändern? Welche äußeren Einflüsse oder Menschen bereiten mir Kummer oder stören mich? Um wen bin ich zu sehr besorgt?

Die eigenen Probleme herausarbeiten

Stellen Sie fest, wie es um Ihre derzeit vorherrschende Gefühlslage und um Ihr körperliches Befinden bestellt ist. Beantworten Sie dazu die folgenden Fragen: Welche Ängste und Sorgen plagen mich? Fühle ich mich ständig überlastet? Was ärgert mich? Fehlt mir oft die rechte Lust, etwas zu tun? Fällt es mir schwer, morgens in die Gänge zu kommen? Bin ich ab und zu mutlos oder niedergeschlagen? Leide ich häufiger unter Magen- und Verdauungsproblemen, Migräne, Hauterkrankungen oder anderen körperlichen Beschwerden? Unterscheiden Sie hierbei zwischen Problemen, an denen Sie schon längere Zeit leiden, und solchen, die erst in jüngerer Zeit aufgetreten sind.

Es kann hilfreich sein, die Selbstanalyse mit Hilfe einer außenstehenden Vertrauensperson durchzuführen. Am besten zeigen Sie ihr Ihre Geschichte und bitten sie um eine objektive Bewertung des Geschriebenen. Wenn Sie mit ihr übereinstimmen, beziehen sie die Überlegungen Ihrer Vertrauensperson mit in die Analyse ein, die so noch genauer wird als eine rein subjektive Betrachtung der eigenen Problematik.

Die Ursachen feststellen

Im nächsten Schritt sollten Sie versuchen, Ihren Schwierigkeiten auf den Grund zu gehen.
– Wann ist das Problem zum ersten Mal aufgetreten?
– Wie häufig tritt es jetzt auf?
– Wie äußert es sich genau?
– Welche direkten Auslöser hat es?
– Wovon wird es indirekt bedingt?

● Betrachten Sie Ihre gegenwärtige Situation im Zusammenhang mit Ihrer Gesamtpersönlichkeit. Stellen Sie die Verbindung her zu den Aspekten, die Sie zuvor als besonders positiv oder besonders negativ bewertet haben. Berücksichtigen Sie dabei auch Ihre Umgebung.

● Durchleuchten Sie Ihre Vergangenheit. Nicht selten versteckt sich der Auslöser für ein Problem in einem weit zurückliegenden Ereignis.

● Mit Ihrer Selbstanalyse haben Sie die Probleme aufgedeckt, die für die Störung Ihres Wohlbefindens verantwortlich sind. Jetzt heißt es diese Probleme annehmen und in sich die Bereitschaft wachsen lassen, sie lösen zu wollen. Blütenessenzen können Ihnen nur Hilfe zur Selbsthilfe bieten. Ihr Wille zur Änderung Ihrer Lebenssituation und zur Arbeit an sich selbst ist das Entscheidende.

Fragenkatalog für Ihre Problemfindung

Anhaltspunkte für Ihre Selbstanalyse

1. Meine jetzige Lebenssituation
z. B. Single, fest liiert, verheiratet, geschieden, verwitwet
(Keine) Kinder, Familienverband stark/schwach
Großer/kleiner Freundeskreis
Hobbys, Interessen, Freizeitgestaltung
In der Ausbildung, Hausmann/-frau, angestellt,
selbstständig, arbeitslos, berufsunfähig, pensioniert

2. Meine persönlichen Eigenschaften
z. B. Ich bin sehr empfindlich
Ich lasse mich leicht überrumpeln
Kritik kann ich kaum ertragen
Ich gerate leicht in Zorn
Ich bin eher schüchtern

3. Mein derzeitiger Zustand
z. B. Mir fehlt der rechte Schwung für den Alltag
Viele Misserfolge frustrieren mich
Mein Beruf stellt mich nicht zufrieden
Ich leide häufig unter Migräne

4. Meine Umgebung, mein soziales Umfeld
z. B. Ich wohne in der Stadt/auf dem Land
Seit ich umgezogen bin, habe ich kaum noch Kontakte
Meine Familie überfordert mich

5. Meine Vergangenheit
z. B. Ich war ein sehr schüchternes Kind
Der plötzliche Tod meines Vaters/meiner Mutter war
ein Schock
Ich war oft eifersüchtig auf meine Geschwister

6. Ursachenforschung
z. B. Wann habe ich Angst?
Wovor/vor wem fürchte ich mich?
Wie äußert sich die Angst?
Warum habe ich Angst?

Bleiben Sie bei der Selbstanalyse so ehrlich wie möglich zu sich selbst, auch wenn es manchmal schwer fällt, die eine oder andere Schwäche zuzugeben. Denken Sie daran, dass Sie genau diese Schwächen angehen und umwandeln möchten. Insofern hat es wenig Sinn, sie vor sich selbst zu verschweigen. Auch die Auswahl der richtigen Essenzen für Ihre derzeitige Lebenssituation würde dadurch nur unnötig erschwert.

Den richtigen Stellenwert zumessen

Der nächste Schritt besteht darin, auf die Kernprobleme in Ihrer derzeitigen Situation zu kommen. Das sollte wieder schriftlich geschehen. Sollten Sie bereits eine einzelne Belastungssituation herausgearbeitet haben, erübrigt sich dies. Haben Sie allerdings eine längere Liste, nehmen Sie jetzt bis zu fünf negative Punkte heraus, die Sie am meisten anstrengen oder stören. Setzen Sie diese Aspekte in Beziehung zu den Seelenzuständen, die bei den einzelnen Blüten beschrieben wurden. Ordnen Sie sich nun die Essenzen zu, die Sie zur Zeit benötigen. Diese werden nach der Herstellung zusammengemischt.

Es ist sinnvoll, nicht mehr als fünf Blütenessenzen zusammenzustellen. Sollten Sie auf mehr als fünf für Sie wichtige Pflanzen stoßen, überprüfen Sie sich noch einmal. Denn je zahlreicher die Blüten sind, die miteinander kombiniert werden, desto verwirrender und unklarer ist ihre Wirkung. Versuchen Sie deshalb, sich neu zu ordnen und so die wesentlichsten Seelenzustände, in denen Sie eine Schwäche fühlen, zu benennen. Auch wenn viele Probleme sehr verschwommen auftreten oder wie in manchen Fällen sehr facettenreich sind, lassen Sie sich nicht beirren. Eine gute Selbstanalyse braucht ihre Zeit.

> Beziehungskrisen, schulische Probleme, berufliche Sorgen oder Vereinsamungstendenzen sind dramatische Themen, die sich relativ einfach benennen lassen. Andere seelische Verstimmungen jedoch wurzeln tiefer und sind schwerer auf einen Blick wahrzunehmen. Manche dieser versteckten Probleme sind auch die Ursache für eine aktuelle Krise. Behandelt werden sollten im Idealfall immer die am weitesten zurückliegenden Gründe, sofern sie sich in der Analyse auffinden lassen.

Veränderungswünsche benennen

Hilfreich beim Herausarbeiten der vorrangigen Probleme kann das schriftliche Anlegen einer Soll-Liste sein, der Sie Ihre Ist-Liste gegenüberstellen. Sie soll zeigen, welche Veränderungen Sie sich für sich in der nächsten Zukunft vorstellen und wünschen. Achten Sie darauf, diese positiv und möglichst selbstbewusst zu formulieren. So stärken Sie auch Ihren Willen zur aktiven Problemlösung.

Wenn Sie beispielsweise notiert haben: »Ich lasse mich zu leicht von anderen beeinflussen«, sollte auf der anderen Seite stehen: »Ich bekenne mich zu meinem eigenen Empfinden, und ich stehe zu meiner eigenen Meinung« und nicht: »Ich werde mich von niemandem mehr so schnell einschüchtern lassen«.

Die richtige Blütenessenz

Jetzt können Sie anhand der folgenden Aufstellung diejenigen Blüten heraussuchen, von denen Sie in Ihrem speziellen Fall Hilfe erwarten können. Sie finden hier alphabetisch geordnet die Stichworte zu einer ganzen Reihe von negativen Seelenzuständen. Vergleichen Sie diese mit der Liste Ihres Ist-Zustandes, wo Sie während der Selbstanalyse die für sich derzeit wichtigsten Problemthemen herausgearbeitet haben. Ab Seite 70 haben wir eine Aufzählung von positiven Zuständen in alphabetischer Reihenfolge für Sie zusammengestellt, in der auch Ihre Zielvorstellungen zu finden sein sollten. Vergleichen Sie die Liste mit Ihrer Aufstellung des positiven Soll-Zustandes, den Sie mit Unterstützung der Blütenessenzen in naher Zukunft erreichen möchten.

Beachten Sie dabei, dass diese Liste keinen Anspruch auf Vollständigkeit erhebt und sich auf die grundlegenden Heilungstendenzen der jeweiligen Blüte beschränkt. Zu den Feinnuancierungen der negativen Seelenzustände lesen Sie bei Bedarf bitte im Blütenkatalog weiter vorne nach. Hier finden Sie beschrieben, welche Erscheinungsbilder bestimmte Zustände haben können.

Die Soll-Liste beinhaltet das positive Bild Ihrer Zukunft. Halten Sie sich diese immer vor Augen, wenn Zweifel Sie bedrücken, oder wenn Sie das Gefühl haben, aus anderen Gründen die Kur mit den Blütenessenzen nicht durchhalten zu können.

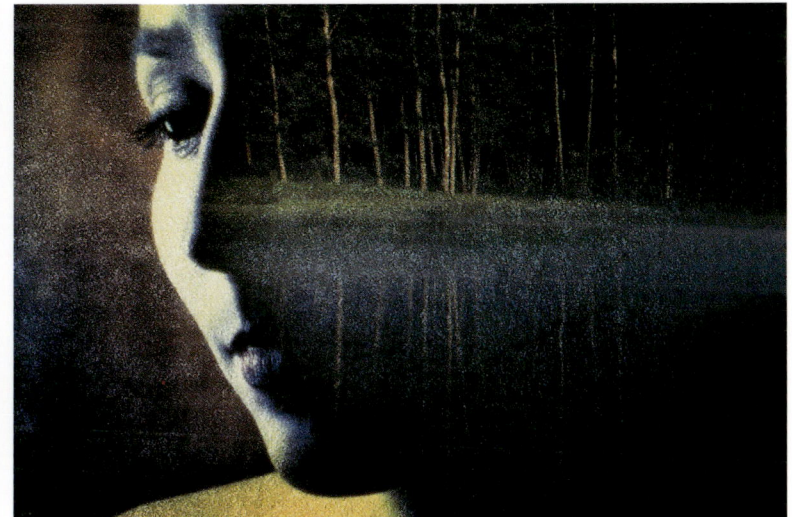

Sind wir im Einklang mit den Kräften der Natur, so gelangen wir zum inneren Gleichgewicht. Zur Stimulierung der seelischen Energien ist die Wahl der richtigen Blütenessenz entscheidend.

Der Weg zur passenden Essenz

Je deutlicher Sie Ihren Ist-Zustand zeichnen können, desto leichter ist die Auswahl der richtigen Essenz. In manchen Fällen benötigt man Wochen der wiederholten Selbstanalyse, um die wirklich passenden Blüten herauszufinden. Dies ist besonders dann der Fall, wenn man sich lange Zeit davor gescheut hat, sich mit seinen tiefer liegenden seelischen Problemen zu befassen.

Welche Blüte in welcher Situation?

Negativer Ist-Zustand	Blütenessenz
Abhängigkeit	Sonnenhut
Ängste	Birke, Ringelblume
Alltagsüberdruss	Artischocke
Antriebslosigkeit	Artischocke, Jasmin
Apathie	Artischocke, Jasmin
Ausgrenzung	Beinwell, Hamamelis, Rhododendron
Beeinflussbarkeit	Birke, Lavendel, Ringelblume, Sonnenhut
Egoismus	Rhododendron
Einsamkeit	Birke, Hamamelis, Jasmin, Rhododendron
Engstirnigkeit	Beinwell, Löwenzahn
Entwicklungsblockaden	Beinwell, Birke, Lavendel, Löwenzahn, Sonnenhut
Erfolglosigkeit	Brennnessel, Holunder, Königskerze, Spitzwegerich, Wermut

Die richtigen Essenzen für jede Gemütslage

Welche Blüte in welcher Situation?

Freudlosigkeit	Artischocke, Beinwell, Brennnessel, Hamamelis, Jasmin
Furchtsamkeit	Ringelblume
Intoleranz	Löwenzahn
Isolation	Hamamelis, Jasmin, Rhododendron
Konfliktscheu	Brennnessel, Hamamelis, Holunder, Lavendel, Löwenzahn
Kontaktarmut	Beinwell, Hamamelis, Rhododendron
Kopflastigkeit	Spitzwegerich
Kraftlosigkeit, körperlich oder geistig	Artischocke, Jasmin
Labilität	Birke, Lavendel, Sonnenhut, Wermut
Langeweile	Artischocke
Lethargie	Artischocke, Jasmin
Lustlosigkeit	Artischocke, Jasmin
Minderwertigkeitsgefühl	Königskerze, Sonnenhut
Misstrauen	Hamamelis, Lavendel, Löwenzahn

Neben den Bach-Blüten und unseren heimischen Blüten gibt es auch die Kalifornischen Blüten, mit denen die Amerikaner Richard Katz und Patricia Kaminski Anfang der siebziger Jahre in Erscheinung traten. Mit diesen pflanzlichen Helfern, die Sie in der Apotheke erhalten, kann sich der moderne Mensch gegen die Probleme der Welt wappnen, die im Zuge des Fortschritts und mit der zunehmenden Technologisierung der Umwelt entstanden sind.

Der Weg zur passenden Essenz

Seien Sie bei der Selbstbehandlung mit Blütenessenzen umsichtig und setzen Sie keinesfalls Medikamente, die Ihnen Ihr Arzt verschrieben hat, eigenmächtig ab, um diese durch die Essenzen zu ersetzen. Blütenessenzen sind eine ideale Begleittherapie, können jedoch im Zweifelsfall eine schulmedizinische oder gezielte homöopathische Behandlung nicht ersetzen.

Welche Blüte in welcher Situation?

Motivationslosigkeit	Artischocke
Niedergeschlagenheit	Artischocke, Brennnessel, Jasmin
Orientierungslosigkeit	Birke, Lavendel, Spitzwegerich
Pessimismus	Brennnessel, Hamamelis, Jasmin, Königskerze
Selbsttäuschung	Holunder, Königskerze, Löwenzahn
Selbstüberforderung	Königskerze
Selbstzweifel	Birke, Königskerze, Lavendel, Sonnenhut
Sturheit	Beinwell, Hamamelis, Königskerze, Löwenzahn
Unbeweglichkeit, körperliche oder geistige	Artischocke, Beinwell, Hamamelis, Jasmin

Positiver Soll-Zustand	Blütenessenz
Aufrichtigkeit	Holunder, Königskerze, Löwenzahn
Ausgeglichenheit	Birke, Lavendel, Ringelblume, Spitzwegerich, Wermut
Belebung, körperliche oder geistige	Artischocke, Beinwell, Jasmin, Hamamelis
Entscheidungskraft	Lavendel, Sonnenhut

Positive Auswirkungen

Erfolg	Spitzwegerich
Flexibilität	Beinwell
Integration	Hamamelis, Rhododendron
Lebensfreude	Artischocke, Beinwell, Brennnessel, Hamamelis, Jasmin
Maßhalten	Lavendel, Wermut
Optimismus	Artischocke, Brennnessel, Hamamelis, Jasmin, Ringelblume
Problembewältigung	Holunder, Jasmin, Königskerze, Lavendel, Ringelblume, Spitzwegerich, Wermut
Selbstständigkeit	Lavendel, Sonnenhut
Selbstbewusstsein	Brennnessel, Holunder, Königskerze, Ringelblume, Sonnenhut
Selbstvertrauen	Hamamelis, Holunder, Königskerze, Lavendel, Sonnenhut, Wermut
Souveränität	Königskerze, Spitzwegerich
Spontaneität	Beinwell
Stabilität, körperliche oder geistige	Birke, Holunder, Lavendel, Ringelblume, Wermut
Toleranz	Löwenzahn
Veränderungsbereitschaft	Beinwell, Birke, Jasmin, Königskerze, Lavendel, Sonnenhut, Spitzwegerich
Vitalität	Artischocke, Jasmin
Zuversicht	Artischocke, Brennnessel, Hamamelis, Jasmin, Ringelblume

Wenn Sie eine körperliche Krankheit mit Blütenessenzen begleitend behandeln möchten, fragen Sie sich zunächst, welcher Seelenzustand zum Ausbruch der Krankheit geführt haben mag: Sind Ihre Magenschmerzen aufgetreten, weil Sie sich über etwas oder jemanden geärgert haben? Sind Sie krank, weil Sie eine Trennung oder eine berufliche Krise erlebt haben?

Intuition – das unbewusste Wissen

Normalerweise hat jeder Mensch ein Gespür dafür, was für ihn in bestimmten Lebenslagen notwendig ist und was ihm gut tut. Man spricht in diesem Zusammenhang auch von der inneren Stimme. Diese mag für manchen weniger gut hörbar oder verschüttet sein – grundsätzlich vorhanden aber ist sie immer. Dieses Gespür lässt uns in vielen Lebenssituationen, in denen eine Entscheidung ansteht, fast instinktiv den richtigen Weg einschlagen.

Je mehr man in sich ruht, eins mit der Welt und ausgeglichen ist, desto besser vermag man seinem Gespür nach zu leben und sich nach seiner inneren Stimme zu richten.

Eine hilfreiche innere Kraft

Das Potenzial, das den Menschen unsichtbar leitet, ist seine Intuition. Sie wird erklärt als unmittelbare Erkenntnis oder als eine Eingebung, die nicht auf Überlegung und Nachdenken beruht. Sie präsentiert sich in den Gedanken von einem Moment auf den anderen als fertiges Ganzes, und man kann sich ihr Zustandekommen nicht erklären. Intuition lässt einen Dinge und Zusammenhänge plötzlich verstehen. Sie sagt einem aber auch, was zu tun ist, ohne dass man sich verstandesmäßig mit der momentanen Situation auseinandergesetzt hätte. Besonders empfänglich und feinfühlig für solche Impulse des Unbewussten sind sensitive Menschen.

Intuition und Sensitivität bieten weitere Wege, die im Umgang mit Blütenessenzen nützlich sein können. Denn Ihr Inneres hat die Fähigkeit, Ihnen mitzuteilen, wie und womit Sie sich selbst helfen können. Allerdings sollten Sie sich schon einige Erfahrung mit der Anwendung von Essenzen erworben haben, bevor Sie sich bei der Auswahl der Blüten ausschließlich auf Ihre innere Stimme verlassen. Ansonsten könnten die Behandlungserfolge mit den Essenzen infrage gestellt sein. Nicht vergessen sollten Sie auch, dass Intuition und Sensitivität Schwankungen unterworfen sind und nicht erzwungen werden können. Lassen Sie Ihrer Therapie mit Blütenessenzen in der ersten Zeit immer eine gründliche rationale Selbstanalyse vorausgehen. In der weiteren Entwicklung können Sie dann auf intuitive und sensitive Techniken zurückgreifen.

Auch wenn Sie glauben, den Umgang mit Ihrer Intuition schon längst verlernt zu haben, verzagen Sie nicht. Lassen Sie sich von der Natur an die Hand nehmen, gehen Sie viel ins Freie, unternehmen Sie Spaziergänge und Wanderungen. Sie werden sehen, wie schnell Sie hier, in Ihrer natürlichen Umgebung, wieder ins Lot kommen.

Mobilisieren Sie Ihre Intuition

Wer seine Intuition und Sensitivität zu aktivieren und damit ganz bewusst zu nutzen weiß, hat sehr wertvolle Instrumente für die Herstellung und Erhaltung seines Wohlbefindens an der Hand. Diesen inneren Wissensschatz, auf den wir dabei zurückgreifen, kann man sich als einen großen Raum mit vielen Türen vorstellen. Hinter jeder Tür sind Erkenntnisse und Informationen verborgen. Allerdings lassen sich die Türen nur dann öffnen, wenn man den jeweils passenden Schlüssel findet. Diese Schlüssel bestehen in gezielten Fragen an Ihr Innenleben.
Um die für Sie richtigen Fragestellungen zu finden, sollten Sie sich genügend Zeit nehmen. Ziehen Sie sich in einen Raum mit angenehmer Atmosphäre zurück, setzen Sie sich bequem hin, oder legen Sie sich auf ein Sofa, und lassen Sie sich durch nichts ablenken. Wenn Sie möchten und es Sie nicht stört, können Sie auch leise meditative Musik hören. Versuchen Sie, sich zu entspannen, und atmen Sie dazu mehrere Male tief durch. Hören Sie sich beim Atmen zu, und spüren Sie, wie die Lebensenergie Sie durchströmt. Nach zwei bis drei Minuten sind Sie bei sich selbst und können sich nun auf Ihr Inneres konzentrieren.

Sein inneres Wissen befragen

Machen Sie sich zunächst das Thema bewusst, welches Ihnen momentan am meisten am Herzen liegt und Ihnen Sorgen und Probleme bereitet. Stellen Sie sich nun beispielsweise die folgenden Fragen:
– Was ist derzeit für mich wichtig?
– Was ist derzeit für mich wertvoll?
– Was ist derzeit für mich sinnvoll?
– Was kann mir derzeit helfen?
– Was ist derzeit für mich notwendig?
– Was ist derzeit für mich gesund?
– Was ist derzeit für mich angemessen?
– Was ist derzeit für mich konstruktiv?
– Was ist derzeit für mich konfliktlösend?

Die richtige Atmung hilft Ihnen dabei, sich zu entspannen. Achten Sie darauf, dass Sie die Bauchatmung durchführen. Beim Einatmen senkt sich dabei das Zwerchfell, und damit wölbt sich die Bauchdecke; beim Ausatmen wird Ihr Bauch flach. Diese Art der Atmung wird bei allen Meditationsarten wie auch bei Yoga eingesetzt, um Körper und Geist mit ausreichend Sauerstoff und Energie zu versorgen.

Meditation ist ein altbewährtes Mittel in vielen Kulturen, um sich selbst und seine Mitte zu finden. Wörtlich steht Meditation für »Besinnung«, weshalb Meditation auch ein Weg zur Sinnfindung sein kann. Denn alle Antworten auf unser Sein halten wir selbst in unserem Inneren parat.

Natürlich können Sie auch viele andere Fragen formulieren. Sie werden sich teilweise von selbst ergeben, wenn Sie sich meditativ mit Ihrem Thema auseinandersetzen. Wichtig ist dabei immer die positive, konstruktive und eindeutige Ausrichtung Ihrer Fragestellung, um den Wunsch nach Heilung und Veränderung Ihres Ist-Zustandes zu betonen. Während dieses meditativen Zustandes werden Sie allmählich spüren, wie sich in Ihrem Inneren langsam Antworten auf Ihre Fragen herausbilden. Dies geschieht ohne willentliches Zutun. Lassen Sie sich auf jeden Fall viel Zeit dazu.

Versuchen Sie auch keinesfalls, sich in eine bestimmte Richtung zu steuern, und drängen Sie nicht auf ein rasches Ergebnis. Schließlich braucht eine Intuition, die lange Zeit nicht zurate gezogen wurde, eine Weile, um wirklich an die Oberfläche durchzudringen und verstanden zu werden. Geben Sie Ihrer inneren Stimme stattdessen Zeit, und machen Sie ihr den Weg frei, indem Sie ihr bewusstes Denken völlig ausblenden. So werden Sie in den Besitz wertvoller Hinweise und Erkenntnisse gelangen, mit denen Sie Ihre seelisch-geistigen Selbstheilungskräfte anregen können.

Selbsterfahrung mit Tarot

Ein weiteres Hilfsmittel dafür, das Gespür für sich selbst und für die Kraft der eigenen Intuition zu stärken, sind Tarotkarten. Diese Spielkarten mit verschiedenen symbolischen Bedeutungen tauchten im 14. Jahrhundert zuerst in Frankreich auf und verbreiteten sich dann über Italien in ganz Europa. Hier wurden sie vor allem durch fahrende Völker bekannt, die die Karten zum Wahrsagen benutzten.

Das Tarotspiel ist ein bildhaftes Mittel zur Selbsterfahrung und um den Austausch mit dem eigenen Innern anzuregen. Die Karten des Tarotspiels werden gemischt, spontan gezogen und in bestimmten Figuren ausgelegt. Anschließend werden sie gedeutet. So können sie dem Spieler unbewusste Inhalte ins Bewusstsein rufen. Dabei geben sie Hinweise auf vergangene Prozesse, den gegenwärtigen Seinszustand des Spielers und seine zukünftigen Entwicklungschancen.

Tarot beinhaltet aufgrund der verschiedenen Legevarianten verschiedene Möglichkeiten zur Selbstinterpretation, die von Tagesanalysen bis hin zur Erstellung eines genauen Persönlichkeitsbildes reichen.

Hören Sie auf Ihre innere Stimme

Das klassische Tarotspiel besteht aus 78 Karten: den 56 Kleinen Arkanen mit vier Symbolen (Stab, Kelch, Schwert, Münze) und den 22 Großen Arkanen, die auch als Bilder des Unbewussten bezeichnet werden (z. B. Stärke, Glück, Gerechtigkeit etc.).

Das Tarot ist ein offenes Spiel, bei dem viel von der Sensitivität und Interpretationsfähigkeit des Deuters abhängt. So sind weder die Zahl der zu ziehenden Karten und Legetechniken noch ihre Deutung exakt vorgeschrieben. Jeder kann daher eine eigene Methode für den Umgang mit dem Tarot entwickeln. Probieren auch Sie einmal, sich auf diese spielerische Weise Ihrem inneren Wissensschatz zu nähern!

Blütenessenzen intuitiv auswählen

Wenn man sich bereits ein Sortiment an Blütenessenzen in Vorratsflaschen zusammengestellt hat, kann man auch im direkten Umgang mit ihnen intuitive und sensitive Methoden anwenden. Sie helfen dabei, die Ihrem derzeitigen Zustand entsprechenden Essenzen zu ermitteln. Da der Prozess Zeit und Selbstversenkung erfordert, sollten Sie auch hier wieder für Ungestörtheit und eine behagliche Atmosphäre sorgen. Stellen Sie dann alle Ihre Vorratsfläschchen vor sich auf. Entspannen Sie sich zunächst, um sich dann umso intensiver auf das Thema zu konzentrieren, zu dem Sie eine Blütenessenz suchen.

Jetzt stellen Sie Ihrer Intuition beispielsweise folgende Fragen, um herauszufinden, welche Aspekte die jeweilige Blüte abdeckt:
- Ist die Blütenessenz derzeit für mich wichtig?
- Ist sie wertvoll?
- Ist sie sinnvoll?
- Ist sie angemessen?
- Ist sie notwendig?
- Löst sie Konflikte?
- Baut sie Blockaden ab?
- Fördert sie den Gesundungsprozess?
- Ist diese eine Essenz zur Lösung meines Problems ausreichend?

Neuere Formen des Tarots arbeiten nicht mehr unbedingt mit Bildern, sondern beispielsweise mit verschiedenen Farbkompositionen, die ebenfalls Rückschlüsse auf die eigene Befindlichkeit zulassen.

Denken Sie auch bei der intuitiven Auswahl der Blütenessenzen immer daran, ihre Antworten nicht zu forcieren und ihnen keine bewusste Richtung zu geben; lassen Sie dem Ergebnis Zeit, sich zu entwickeln!

> Das intuitive Suchen und Finden der passenden Blütenessenz für Ihre momentane Lebenssituation ist keine Übung für Anfänger. Machen Sie erst einige Erfahrungen mit dem Sammeln der Blüten und der Herstellung der Essenzen, und versuchen Sie, regelmäßig zu meditieren. Wenn Sie das Gefühl haben, in Ihrer Mitte zu sein und mit Ihren Essenzen auf vertrautem Fuß zu stehen, üben Sie das intuitive Suchen – und haben Sie Geduld, wenn sich nicht gleich Erfolge zeigen.

Sie werden während Ihrer Meditation vor den Fläschchen mit den Blütenessenzen schließlich spüren, dass das Themenfeld, mit dem Sie sich beschäftigen, in Ihnen schwingt und sie ganz ausfüllt. Konzentrieren Sie sich weiterhin darauf, ohne sich dabei zu verspannen.

Greifen Sie dann mit der linken Hand, der Hand des Herzens, in die vor Ihnen stehenden Vorratsfläschchen. Sie werden einen unwiderstehlichen Drang verspüren, der Ihre Hand zu einer oder mehreren Essenzen zieht. Nehmen Sie diese aus Ihrem Vorrat an Essenzen heraus und drehen sie so, dass Sie das Etikett mit den Blütennamen nicht erkennen können, um sich nicht zu beeinflussen.

Halten Sie jetzt die gewählten Flaschen einzeln in Ihrer linken Hand. Konzentrieren Sie sich ganz auf die Essenz, und versuchen Sie, ihre Kräfte und ihre Schwingungen zu erspüren.

Wenn Sie die für Sie richtige Blüte gefunden haben, sollte es jetzt zu einer Reaktion kommen. Diese ist typbedingt und individuell verschieden. Körperbetonte Menschen bemerken beispielsweise eine Veränderung der Atemgeschwindigkeit, eine Beschleunigung des Herzschlags oder ein Kribbeln auf der Haut. Gefühlsbetonte Menschen empfinden ein starkes Hochgefühl oder ein Durchfluten mit angenehmer Wärme. Rational bestimmten Menschen wird vielleicht ein Gedanke wie »Diese ist es!« durch den Kopf schießen.

Die richtige Anzahl

Höchstwahrscheinlich werden Sie sich auch bei diesem Auswahlverfahren von mehreren Blütenessenzen angezogen fühlen. Da Probleme meistens aus verschiedenen Teilaspekten bestehen, ist es eher selten, dass eine Blüte zur Behandlung ausreicht. Hüten Sie sich aber vor einem Zuviel: Es hat keinen Sinn, mehr als fünf verschiedene Essenzen miteinander zu kombinieren. Haben Sie mehr Essenzen ausgewählt, waren Sie vielleicht nicht konzentriert oder nicht entspannt genug. Vielleicht sind Sie Ihrem Thema auch noch nicht auf die Spur gekommen. Wiederholen Sie in solchen Fällen den ganzen Vorgang – nach einer ausreichenden Ruhepause, am besten erst am nächsten Tag.

So stellen Sie gebrauchsfertige Tropfen her

Mischung und Einnahme der Blütenessenzen

Auf dem Weg der Selbstanalyse oder der Intuition haben Sie die für Sie wichtigen Blüten gefunden. Als nächstes müssen die Uressenzen aus den Vorratsflaschen (siehe Seite 58) gebrauchsfertig gemacht werden. Zu diesem Zweck benötigen Sie ein 20- bis 30-Milliliter-Pipettenfläschchen aus braunem Glas, das Sie in der Apotheke bekommen. In diese so genannte Einnahmeflasche füllen Sie zu drei Teilen Wasser (Quell- oder Brunnenwasser, stilles Mineralwasser oder qualitativ hochwertiges Leitungswasser). Zur Konservierung geben Sie einen Teil 40-prozentigen Alkohol oder Obstessig hinzu. Jetzt mischen Sie die von Ihnen ausgewählten Uressenzen aus den Stock-Bottles unter. Bei einer Einnahmeflasche mit 30 Milliliter Fassungsvermögen sind dies pro Essenz drei Tropfen. Schütteln Sie dann die Mischung aus etwa drei bis höchstens fünf Blütenessenzen gut durch. Kleben Sie zum Abschluss ein Etikett mit Angabe des Inhalts und des aktuellen Datums auf die Flasche – und Ihre Mischung ist fertig für die Einnahme!

Man rechnet jeweils einen Tropfen der entsprechenden Uressenz auf zehn Milliliter Wasser-Alkohol-Gemisch. Dies ist jedoch keine starre Regel – sie kann gemäß der eigenen Erfahrung mit der Zeit abgewandelt werden.

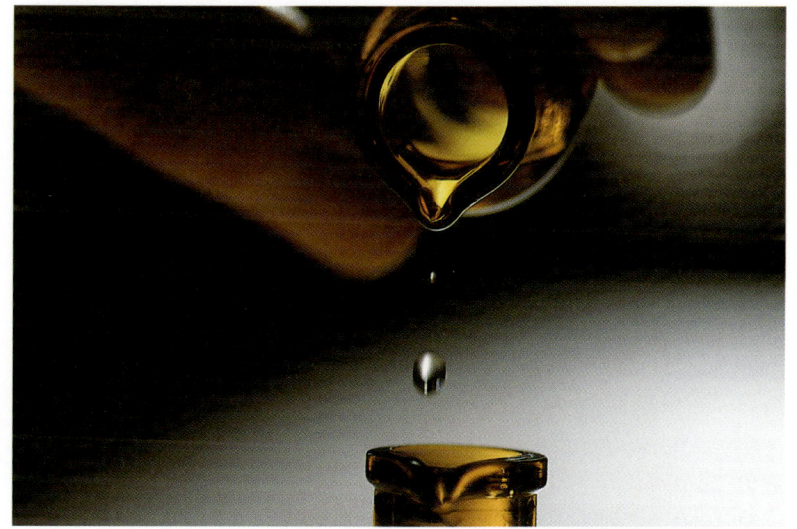

Jede Anwendung erfordert ein geeignetes Mittel. Mit Pipettenflaschen können Sie die Essenzen optimal dosieren und mischen.

> **Faustregel für das Mischungsverhältnis**
>
> - 3 Teile Wasser,
>   1 Teil Alkohol oder Obstessig
> - Je 1 Tropfen der Uressenzen auf
>   10 Milliliter Wasser-Alkohol-
>   bzw. Wasser-Obstessig-Gemisch

Haltbarkeit und Lagerung

Ihre individuelle Mischung aus Blütenessenzen, die in den nächsten Wochen Ihr ständiger Begleiter sein wird, ist durch den Alkohol oder den Obstessig sehr gut konserviert. Das braune Flaschenglas schützt außerdem vor dem Einfluss von Licht und Sonne, die die Qualität der Essenz beeinträchtigen könnten.
Um die Wirkkraft Ihrer Blütenmischung optimal zu erhalten, sollten Sie die Einnahmeflasche nach jeder Verwendung wieder an einen kühlen und dunklen Platz stellen.

Dosierung und Einnahme

Als Orientierungshilfe gilt bei der Dosierung und Einnahme der Essenzen: Nehmen Sie dreimal täglich fünf Tropfen Ihrer Blütenmischung ein. Das erste Mal morgens nach dem Aufstehen auf nüchternen Magen, dann mittags vor dem Essen und zum Abschluss des Tages abends vor dem Zubettgehen.
Hier handelt es sich um keine starre Regel, die es unbedingt zu befolgen gilt. Die Dosierung und Einnahmehäufigkeit von Blütenessenzen richtet sich ganz nach Ihren persönlichen Bedürfnissen und kann individuell sehr verschieden sein. Sie können die Dosis in Krisen- oder Stresszeiten also durchaus bis auf fünfmal pro Tag erhöhen. Wenn Sie sich hingegen besser fühlen, kommen Sie auch mit einer zweimaligen Einnahme Ihrer Mischung pro Tag aus. Das auf das persönliche Bedürfnis abgestimmte Dosieren erfordert allerdings etwas Geduld. Sie sollten zunächst über

---

Sollten Sie Ihre Blütenessenzen einmal einzunehmen vergessen haben, tut dies der Wirkung keinen Abbruch, sofern die Kur im Anschluss wie beschrieben weiter durchgeführt wird. Denken Sie auch daran, während der Einnahme eine unterstützende Meditation durchzuführen. Entspannen Sie sich dabei durch die Bauchatmung, und lassen Sie die Kräfte der Blüten in sich wirken.

Anwendungsmöglichkeiten in der Blütentherapie

einen längeren Zeitraum hinweg Ihre Reaktionen auf die jeweilige Mischung testen und erst dann anhand der gewonnenen Erfahrungswerte individuell dosieren. Für den Einstieg in die Behandlung richten Sie sich daher am besten nach den genannten Angaben.

Generell gilt: Die Einnahme von Blütenessenzen ist völlig unschädlich, so dass auch größere Mengen keine negativen Auswirkungen auf Ihr Wohlbefinden haben können.

Pur, in Wasser oder auf Zucker

Wenn Sie die Tropfen unverdünnt einnehmen wollen, geben Sie sie mit der Pipette direkt auf oder unter die Zunge. Behalten Sie sie einen Moment lang im Mund, bevor Sie sie schlucken. So können die Blütenkräfte schon im Mundraum zur Entfaltung kommen.
Sie können die Tropfen auch in Wasser gelöst zu sich nehmen. Dazu geben Sie fünf bis zehn Tropfen auf ein Glas Wasser (Quell-, Brunnen- oder stilles Mineralwasser) und trinken dies über den Tag verteilt in kleinen Schlucken aus. Wahlweise können Sie auch Tee als Einnahmeflüssigkeit nehmen.
Der Beigeschmack nach den Konservierungsmitteln Alkohol oder Obstessig ist kaum wahrnehmbar. Sollte er Ihnen dennoch unangenehm sein, können Sie dreimal täglich fünf Tropfen der Mischung auf ein Stück Würfelzucker geben und dieses lutschen.

Eine andere Möglichkeit der Anwendung, die sich bewährt hat, ist die Mischung von einzelnen Blütenessenzen mit einer neutralen Salbengrundlage. Dies bietet sich besonders dann an, wenn die negativen Gemütszustände in psychosomatisch bedingten Hauterscheinungen zu Tage treten. Dabei sollte man unbedingt die Essenzen wählen, die mit den Seelenzuständen korrspondieren, welche zu den Hautirritationen geführt haben.

Möglichkeiten für Dosierung und Einnahme

- 3-mal täglich (morgens, mittags, abends) je 5 Tropfen unverdünnt direkt auf die Zunge geben

- 10 bis 15 Tropfen auf 1 Glas Wasser geben und dieses über den Tag verteilt trinken

- 3-mal täglich (morgens, mittags, abends) je 5 Tropfen auf 1 Stück Würfelzucker geben und lutschen

Wirkungsbeginn und Behandlungsdauer

Die Anwendungsdauer ist von Fall zu Fall unterschiedlich. Ein negativer Seelenzustand, der bereits sehr lange andauert, oder eine körperliche Krankheit, die sich ebenfalls schon über längere Zeit hinzieht, erfordern eine längere Behandlung als eine Krise, die momentan akut ist.

Der Zeitpunkt, zu dem sich erste Reaktionen auf die Einnahme Ihrer Blütenmischung zeigen, ist individuell sehr verschieden. Er hängt entscheidend von der Beschaffenheit der negativen Seelenzustände ab, die Sie mit Hilfe der Essenzen umwandeln möchten.
So stellen sich erste Erfolge bei Verstimmungen und negativen Zuständen, die nicht sehr tief greifender Natur sind oder erst seit kurzer Zeit bemerkbar waren, schon sehr schnell ein. Erfahrungsgemäß zeigt sich bereits nach drei bis sieben Tagen eine Besserung des Gesamtgefühls. Insgesamt sollte die Kur mit einer Blütenmischung etwa drei bis vier Wochen dauern. Führen Sie im Anschluss eine genaue Selbstanalyse durch, mit der Sie sich und die positive Wirkung der Essenzen überprüfen können. Ist der Negativzustand schon deutlich vorher beseitigt, kann die Einnahme auch früher beendet werden.

Die innere Einstellung zählt

In der Regel reicht eine Mischung für etwa drei Wochen. Danach überprüft man seinen Ist-Zustand und entscheidet, ob man mit derselben, einer völlig neuen oder einer variierten Mischung fortfährt.

Bei älteren, komplizierten und vielschichtigen Problemen bedarf es häufig etwas Geduld. Erfolge können in solchen Fällen, in denen Schwierigkeiten über Jahre verdrängt wurden, auch lange Zeit auf sich warten lassen. Hier ist normalerweise auch die Behandlung mit mehreren verschiedenen Essenzmischungen erforderlich. Zeigt sich beispielsweise nach zwei Wochen Einnahme noch keinerlei Effekt, sollten Sie die Wahl Ihrer Blütenmischung überdenken und diese eventuell nach einer Überprüfung Ihrer Selbstanalyse neu zusammenstellen.
Vergessen Sie außerdem nicht, dass Ihre Blüten nur Helfer bei der Selbstheilung sind. Ihre positive innere Einstellung sowie Ihre Bereitschaft zur Gesundung und Problemlösung stellen eine wesentliche Stütze während der Behandlung mit den Essenzen dar. Sperren Sie sich jedoch innerlich gegen Veränderungen und bauen Blockaden auf, so können die Blüten auch nichts ausrichten. Versuchen Sie daher, sich während der Blütentherapie immer wieder positiv zu beeinflussen, und freuen Sie sich auf die neuen Impulse in Ihrem Leben.

Die Mischungen dem Therapieverlauf anpassen

Sollte sich im Verlauf der Behandlung ein neuer Seelenzustand einstellen, der die Oberhand über den alten gewinnt, können Sie Ihre Basismischung um die jetzt angezeigte Essenz erweitern. Achten Sie weiterhin darauf, dass Sie die Anzahl von fünf Essenzen nicht überschreiten.

Bei sehr vielschichtigen und tief sitzenden Problemen kann es sogar sein, dass das eine Bündel von Negativzuständen durch die Einnahme der Blüten in eine Reihe von anderen negativen Gefühlen umkippt. Diese haben dann absolute Priorität. Das bedeutet, dass Sie die Therapie stets dem neuen Ist-Zustand anpassen sollten. Auf diese Weise werden Schwierigkeiten nach und nach abgetragen, werden Stück für Stück ans Licht gebracht und damit erkennbar und lösbar. In einem solchen Fall sollten Sie sich nach einer Selbstanalyse jeweils eine ganz neue Blütenmischung zusammenstellen. Ansonsten können Sie in Gefahr geraten, die vorherige Mischung mit einer zu großen Zahl weiterer Essenzen zu überfrachten und damit ihre Wirkung zu beeinträchtigen.

In manchen Fällen reicht es aus, eine Mischung nur einige Tage lang zu nehmen, bis sich eine Verbesserung des Gesamtzustandes einstellt.

Es kann vorkommen, dass Sie das Gefühl haben, auch nach einer Woche noch keine Wirkung zu verspüren, da die Essenzen auf einer sehr feinen Ebene wirksam sind. Achten Sie dann einmal auf die Reaktionen Ihrer Mitmenschen. Oft ist für Außenstehende eine Veränderung wesentlich leichter feststellbar. Man geht dann ganz anders auf Sie zu und mit Ihnen um.

Faustregeln für die Behandlungsdauer

- Bei leichteren Störungen und Problemen

Kurdauer: 3 bis 4 Wochen

Wirkungsbeginn: nach 3 bis 7 Tagen

Behandlungsende: bei eindeutiger Besserung

- Bei vielschichtigen Störungen und Problemen

Kurdauer pro zu behandelndes Thema: 2 Wochen

Bei einer Besserung sollte eine Fortsetzung der Kur erfolgen. Die Blütenmischung gegebenfalls erweitern.
Erfolgt keine Reaktion auf die Ergänzung der Mischung, neue Selbstanalyse durchführen und Mischung neu komponieren.

Gesamtdauer der Behandlung: mehrere Monate

Nebenwirkungen und Reaktionsformen

Nebenwirkungen im herkömmlichen Sinn, wie bei handelsüblichem Arzneimitteln, treten bei Blütenessenzen grundsätzlich nicht auf. Sie sind für Menschen jeder Altersstufe, vom Baby bis zum älteren Menschen, gut verträglich und ziehen keine gesundheitlichen Risiken nach sich. Auch eine zu hohe oder zu niedrige Einnahmedosis ist unbedenklich, ebenso wie die Anwendung einer falschen Blütenessenz.

Für eine Selbstbehandlung mit Blütenessenzen ist kein medizinisches Fachwissen erforderlich, weshalb sie ein interessierter Laie ohne weiteres in Eigenregie durchführen kann.

Die Art und Weise, wie man auf die Behandlung mit Blütenessenzen reagiert, ist von Mensch zu Mensch verschieden und von der jeweiligen Wesensart, den unterschiedlichen Typen abhängig. So kann das Hauptgewicht der Reaktionen im körperlichen, im gefühlsmäßigen oder im rationalen Bereich liegen. Doch ganz egal wie sich die Wirkung bemerkbar macht: Das von der jeweiligen Essenz angesprochene Grundthema bleibt, wie im Blütenkatalog beschrieben, immer das gleiche. Zeigt ein Mensch keinerlei Reaktionen auf die Essenz, so ist er nicht bereit für Veränderungen. In diesem Fall sollte er sich zunächst an die Auflösung dieses inneren Widerstands machen, bevor die Blüten auch bei ihm ihre Wirkkraft entfalten können.

Sollte sich tatsächlich nach Ablauf der Kur keine Veränderung Ihrer Gemütsverfassung eingestellt haben, überprüfen Sie kritisch die Mischung, die Sie bisher eingenommen haben. Es kann aber auch sein, dass Sie zu schnell eine Verbesserung von Zuständen erwarten, die lange Zeit für tief liegende Blockaden gesorgt haben. Fahren Sie in diesem Fall nach einer erneuten Selbstanalyse mit der bisherigen oder einer variierten Mischung fort.

Erstreaktionen

Während der Behandlung mit Blütenessenzen kann es, ähnlich wie in der Homöopathie, zu so genannten Erstreaktionen kommen. Dabei handelt es sich um eine Verstärkung der vorliegenden körperlichen oder emotionalen Zustände. Die unangenehmen Symptome verschlimmern sich zunächst, um anschließend ganz abklingen zu können. Erstreaktionen können sich aber auch in anderen Anzeichen äußern, wie etwa einer verstärkten Sinneswahrnehmung, einem deutlichen Wärme- oder Kältegefühl, einem wiederholten Prickeln, das den Körper durchläuft, großer Müdigkeit und einem erhöhten Schlafbedürfnis oder lebhaften Träumen.

Vereinzelt kann es auch zu Hautreizungen und -ausschlägen kommen. All diese möglicherweise auftretenden Erstverschlimmerungen sind ein Hinweis darauf, dass die Blütenmischung ihre Wirkkraft entfaltet und die Behandlung anschlägt.

Aus diesem Grunde sollte man Erstreaktionen als positive Zeichen des einsetzenden körperlich-seelischen Selbstreinigungsprozesses und für die damit beginnende Selbstheilung werten. So deutet z. B. ein starkes Müdigkeitsgefühl auf das Bedürfnis nach tiefer Entspannung hin. Diese wiederum hilft dabei, Blockaden aufzulösen und damit der heilsamen Wirkung der Essenzen einen Weg zu ebnen. Ein Hautausschlag oder eine Reizung sind dagegen Symptome dafür, dass bisher verborgene oder verdrängte Probleme an die Oberfläche kommen und damit verständlich und lösbar werden.

Kein Grund zum Abbruch der Behandlung

Sollte sich bei Ihnen eine derartige Erstverschlimmerung einstellen, nehmen Sie diese nicht vorschnell zum Anlass, mit der Einnahme Ihrer Blütenmischung aufzuhören. Denken Sie daran, dass es sich dabei um eine Heilreaktion handelt, die bald nachlassen wird.

Denn sobald in Ihrem Inneren die guten Energien der Blüten die negativen Kraftfelder Ihrer Schwierigkeiten aufzuheben beginnen, klingen die teilweise unangenehmen Begleiterscheinungen rasch ab. Nachdem die Erstreaktionen zurückgegangen sind, werden Sie sich schnell stärker und stabiler fühlen.

Sollten die Symptome der Erstverschlimmerung sehr heftig auftreten oder dadurch neue negative Gefühle entstehen, können Sie zu deren Linderung und zur Unterstützung des gesamten Umstimmungsprozesses Ihrer Basismischung die entsprechenden Blütenessenzen hinzufügen. In Zweifelsfällen erkundigen Sie sich bei einem erfahrenen Bach-Blütentherapeuten danach, ob Sie die Behandlung, wie in der Homöopathie üblich, während der Erstverschlimmerung aussetzen sollen. Nachdem die Symptome abgeklungen sind, können Sie dann mit derselben oder einer ergänzten Mischung fortfahren.

> Erstverschlimmerung ist ein Begriff, der aus der Homöopathie stammt. Sie tritt in seltenen Fällen auf und ist eine Heilreaktion des Körpers, der damit signalisiert, dass er auf die eingenommenen Mittel reagiert. In der Homöopathie setzt man mit der Einnahme des Medikaments dann so lange aus, bis die Beschwerden auf das ursprüngliche Maß zurückgegangen sind. Die Blütenessenzen können Sie in der Regel auch während einer Erstverschlimmerung weiter einnehmen.

Die Kombination mit anderen Therapieformen

Eine Kur mit Blütenessenzen kann sehr gut mit anderen alternativen oder auch schulmedizinischen Behandlungsmethoden verbunden werden. Auch wenn Sie während der Blütenanwendung pharmazeutische Präparate oder Naturheilmittel einnehmen sollten, kommt es nicht zu unerwünschten Wechselwirkungen oder Unverträglichkeiten. In der Regel beeinflussen die Essenzmischungen andere Therapiearten sogar positiv, egal ob es sich dabei um schulmedizinische, naturheilkundliche, homöopathische oder andere alternative Heilmethoden handelt. Informieren Sie aber trotzdem auf jeden Fall Ihren behandelnden Arzt oder Heilpraktiker über Ihre Selbstbehandlung mit Blütenessenzen. Beachten Sie jedoch bitte immer: Bei nicht zweifelsfrei abgeklärten organischen Beschwerden sollten Sie sich unbedingt untersuchen lassen! Chronische oder akute Erkrankungen gehören grundsätzlich in die Hand eines Arztes. Auch bei schwer wiegenden seelischen Erkrankungen, die Sie selbst nicht in den Griff bekommen, sollten Sie das Gespräch mit einem Therapeuten suchen. Die Blütenessenzen können in solchen Fällen unterstützen, aber die Behandlung durch einen Fachmann keinesfalls ersetzen!

Immer mehr Psychotherapeuten und Ärzte setzen Blütenessenzen als Begleittherapie ein. Auch in naturheilkundlich orientierten Kliniken wird oft im Vorfeld einer Operation oder bei einer anstehenden Entbindung mit Blütenessenzen – in der Regel mit Bach-Blüten – behandelt.

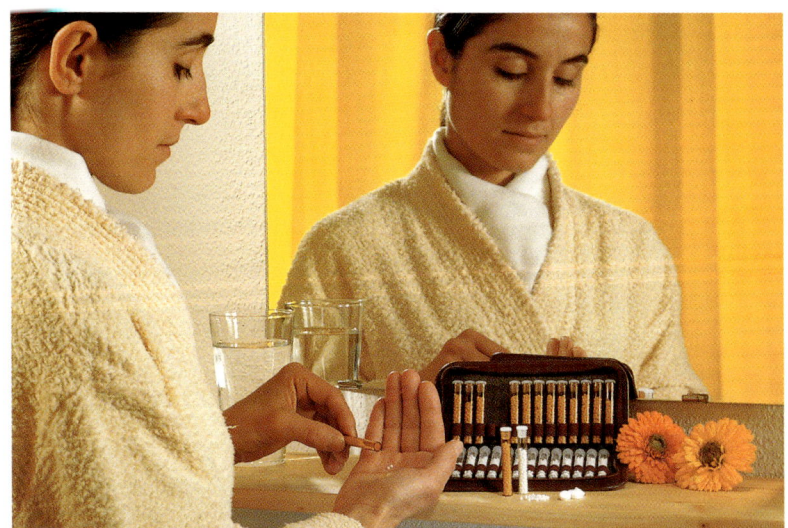

Wie jede andere Therapie erfordert die Selbstmedikation mit Blütenessenzen ein exaktes und gut dokumentiertes Vorgehen.

Ein Blütentagebuch führen

Um Ihre persönlichen Erfahrungen mit den verschiedenen Blütenessenzen effektiv nutzen zu können, sollten Sie den Verlauf Ihrer Behandlung am besten schriftlich festhalten. Notieren Sie dazu die Art Ihrer Beschwerden, die Zusammensetzung der ausgewählten Blütenmischung, die Daten ihrer Einnahme, die Dosierung sowie den Beginn und die Art der Wirkung.

Gehen Sie dabei vor wie beim Schreiben eines Tagebuches, und bringen Sie am Ende jedes Behandlungstages Ihr körperliches und seelisches Empfinden zu Papier. Legen Sie dazu auch eine vergleichende Liste über Ihren Ist-Zustand und den gewünschten Soll-Zustand an. Damit können Sie den Erfolg der Therapie messen. Auf diese Weise schaffen Sie sich Ihren eigenen Leitfaden, der eine Hilfe für alle weiteren Anwendungen von Blütenessenzen darstellt. Mit den gesammelten Erfahrungen lassen diese sich leichter auf Ihre individuellen Bedürfnisse abstimmen, verändern und ergänzen.

Die Blütenbehandlung unterstützen

Außerdem kann Ihnen Ihr Blütentagebuch auch dann helfen, wenn Sie einmal mutlos sein sollten, weil sich der Behandlungserfolg nicht so rasch einstellt, wie es Ihnen lieb wäre. Dies ist gerade bei tief sitzenden emotionalen Problemen häufig der Fall. Durch das tägliche Schreiben und Überdenken der eigenen Entwicklung bleiben Sie Ihrer inneren Befindlichkeit auf der Spur und lernen sich besser kennen. Da das Tagebuch zudem Ihr ganz privates Dokument ist, können Sie hier unbedingt ehrlich zu sich selbst sein, aber auch wiederkehrenden Ängsten oder Schwächen, die Sie an sich nicht mögen, Ausdruck verleihen. Auf diese Weise können Sie viel Seelenballast loswerden, der Sie über den Tag belastet hat. Während des Schreibens stellt man auch häufig fest, dass man manche Dinge nun in einem klareren Licht sieht. Nicht umsonst wird in vielen psychotherapeutischen Ansätzen das Führen eines Tagebuches zur Selbstklärung und -erklärung empfohlen.

Tagebuch schreiben kann dabei helfen, Erlebnisse und Erfahrungen im Nachhinein besser zu beurteilen und so leichter zu verarbeiten. Während des Schreibens baut man eine rationale Distanz zu den Geschehnissen auf, die dabei hilft, dem Erlebten den richtigen Stellenwert zuzuweisen. Auf diese Weise kann man seine Gefühle ordnen und kommt zu einer sichereren und objektiveren Beurteilung der eigenen Situation.

Mit Blütenessenzen andere behandeln

Selbstverständlich können Sie mit Blütenessenzen nicht nur etwas für sich selbst tun. Wenn das Bedürfnis dazu besteht, sind Sie mit etwas Erfahrung auch durchaus in der Lage, Ihre Familie, Freunde und Bekannte zu behandeln. Wichtig dabei ist die Bereitschaft der anderen, sich auf diese alternative und natürliche Heilmethode einzulassen. Erklären Sie ihnen genau die Vorgehensweise der Blütentherapie und die Art und Weise der Wirkung der Essenzen. Vielleicht nehmen Sie sie auch mit auf einen Spaziergang zum Blütensammeln und lassen sie bei der Herstellung zusehen. So können Sie ihnen die sanften Heiler näher bringen.

Die Grundbedingungen schaffen

Klären Sie vor jeder Behandlung außerdem die Grundvoraussetzungen einer möglichen Heilung ab, das sind z. B. die Bereitschaft zur ehrlichen Selbstanalyse und der Wille zur Veränderung negativer Gefühle, die für den derzeitigen Mangel an Wohlbefinden verantwortlich sind. Betonen Sie dabei die Wirkung der Blütenessenzen auf negative Seelenzustände und ihre Fähigkeiten, diese in ihr positives Gegenstück umzuwandeln. Auch über mögliche Verzögerungen der Wirkung sowie unangenehme Erstreaktionen sollten Sie die anderen informieren. Anwendbar sind die Essenzen ohne Probleme, wie bereits betont, bei Menschen aller Altersklassen. Bei der Behandlung von Kindern sollten Sie jedoch darauf achten, die Essenzen mit Obstessig anstatt mit hochprozentigem Alkohol zu konservieren!

Versuchen Sie jedoch keinesfalls, andere Menschen zu ihrem Glück zu zwingen! Sollte jemand aus irgendwelchen Gründen Vorbehalte gegen eine Behandlung mit Blütenessenzen haben, die sich im Gespräch nicht auflösen lassen, so zwingen Sie sie ihm nicht auf. Die innere Einstellung eines Menschen muss bei der Blütentherapie immer offen und positiv sein, um deren Heilwirkung nicht abzuschwächen oder vollkommen zu blockieren.

Andere Menschen zu behandeln, um ihnen zu mehr körperlich-seelischem Wohlbefinden zu verhelfen, ist eine Aufgabe mit großer Verantwortung. Unerlässlich dafür ist ein breiter Erfahrungsschatz im Hinblick auf die Heilmethode, die man anwenden möchte. Ratsam ist neben den eigenständig gemachten Erfahrungen auch eine entsprechende Weiterbildung. Wenn Sie den Wunsch verspüren, heilend tätig zu werden, erkundigen Sie sich bei Heilpraktikerschulen nach deren Programm.

Eigene Erfahrungen einbringen

Bevor Sie andere Menschen mit Essenzen behandeln, sollten Sie genügend eigene Erfahrungen im Umgang mit einer Blütentherapie gesammelt haben und sicher auf diesem Gebiet sein. Schließlich sollen die Essenzen den anderen helfen.

Dann steht wie bei der Eigenanwendung eine gründliche Analyse des zu behandelnden Menschen im Vordergrund, um die Ursachen für seine Beschwerden aufzuspüren. Dies sollte in einem vertrauensvollen Gespräch passieren, bei dem Sie gezielte Fragen stellen. Hören Sie dem anderen dabei gut zu, unterbrechen Sie ihn nicht, und machen Sie sich vielleicht Notizen über den Gesprächsverlauf. Auch Stimme und Körperhaltung können Ihnen Aufschluss über die Befindlichkeit des anderen geben. Klären Sie dann im Gespräch die Eindrücke, die Sie von der derzeitigen Lebenssituation des anderen gewonnen haben, und fragen Sie ihn, ob er mit Ihnen übereinstimmt. Gemeinsam präzisieren Sie die negativen Seelenzustände, die er umwandeln möchte. Anschließend wählen Sie gemeinsam die passenden Blütenessenzen aus.

Um mit einem anderen Menschen eine sinnvolle Analyse durchzuführen, ist es unabdingbar, dass dieser Ihnen sein ganzes Vertrauen schenkt. Schaffen Sie daher während des Gesprächs eine ruhige und freundliche Atmosphäre, in der Sie ganz entspannt miteinander umgehen können. Zur Auflösung möglicher Hemmungen empfiehlt sich, dass Sie über Ihre eigenen positiven Erfahrungen mit der Arbeit mit den Essenzen berichten. Auch eine gemeinsame Meditation hilft dabei, Spannungen im Gespräch abzubauen.

Grundregeln für ein Analysegespräch

- Es sollte eine Atmosphäre des gegenseitigen Vertrauens herrschen, sonst kann der Gesprächspartner sich nicht öffnen.
- Beide Partner müssen eine sinnvolle Analyse als Ziel ansehen.
- Das Gespräch muss sich frei entwickeln können.
- Seien Sie so objektiv wie möglich.
- Die Chancen zu einer positiven Entwicklung sollten stärker betont werden als negative Symptome.
- Blütenessenzen sind Helfer zur Selbsthilfe. Dem Gesprächspartner muss deutlich werden, dass seine aktive Mitarbeit und seine Bereitschaft zu Veränderungen unbedingt notwendig sind.
- Bedenken Sie, dass Sie eine Berater-, nicht eine Therapeutenfunktion haben. Machen Sie Vorschläge zu einer Blütenbehandlung, legen Sie diese aber nicht über den Kopf Ihres Gesprächspartners hinweg fest.

Die eigenen Blüten finden

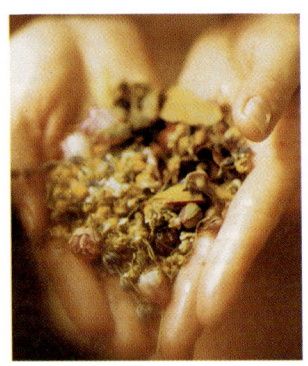

Die eigene, persönliche Blütenmischung ist die Frucht langer Suche und großer Erfahrung.

Die Krönung der Arbeit mit Blütenessenzen ist das Auffinden der Blüten, die zur eigenen Persönlichkeit passen. Es ist leicht nachvollziehbar, dass dieses Ziel erst erreichbar ist, wenn man genügend praktische Erfahrung mit Anwendung und Wirkung der Essenzen hat. Auch die Fähigkeiten zur Meditation und zum bewussten Einsetzen intuitiver Kräfte sind von Vorteil, da sie dabei helfen, die kosmischen Kräfte der Pflanzen zu erspüren. Diese Fähigkeiten kann man trainieren.

Die vorangegangenen Kapitel haben Sie mit den von uns erprobten Essenzen, ihrer Herstellung und Anwendung sowie wichtigen Grundlagen der Blütentherapie vertraut gemacht. Vielleicht haben Sie bereits eigene Erfahrungen im Umgang mit Blüten gesammelt, und die Arbeit mit den Essenzen macht Ihnen Freude und stellt eine Bereicherung für Sie dar. Wenn Sie mit den Grundlagen der Blütentherapie vertraut sind, können Sie nun noch einen Schritt weiter gehen. Machen Sie sich auf die Suche nach Ihren eigenen Pflanzen, die Sie als heilsam oder wohltuend für Geist und Seele empfinden. Dies sind Blüten, zu denen Sie sich intuitiv hingezogen und von deren positiven Schwingungen Sie sich angesprochen fühlen, da sie ein ganz besonderes Energiepotenzial für Sie bereithalten. Wie wir bei unseren Untersuchungen feststellen konnten, stellen diese Pflanzen, die individuell entdeckt werden, eine wichtige Lebensbereicherung und -hilfe dar.

Für ein Miteinander von Mensch und Natur

Als Teil der Natur sollte der Mensch im Idealfall mit ihr eine Einheit bilden oder zumindest ein tiefes Zusammengehörigkeitsgefühl spüren. So könnte ihm die Natur dabei helfen, zu einer ganzheitlichen Weltsicht zu kommen und sich seiner Verantwortung für die natürliche Schöpfung bewusst zu sein. Doch leider ist die Beziehung zwischen der Natur und ihrem – entwicklungsgeschichtlich gesehen – jüngsten Sprössling, dem Menschen, in unserer technikbetonten Zeit oft aus dem Gleichgewicht geraten oder sogar ganz zerstört. Die Verbindung zu unseren natürlichen Wurzeln ist scheinbar verloren gegangen. Der Mensch beutet die Natur nicht nur nach Belieben aus. Er ignoriert auch meistens die Konsequenzen seines Tuns und gefährdet damit die Zukunft seiner Nachkommenschaft. Vielen von uns ist mit der Sorgfaltspflicht und der Verantwortung auch das Gespür für die Umwelt, für Tiere und Pflanzen abhanden gekommen. Dramatische Berichte über das weitere Schrumpfen des Regenwaldes aufgrund von Rodungen, das ständige Anwachsen des Ozonlochs durch Fluorchlorkohlenwasserstoffe oder die immer häufigeren Naturkatastrophen aufgrund von Eingriffen des Menschen in seinen natürlichen Lebensraum häufen sich.

Entfremdungstendenzen rückgängig machen

Doch nicht nur die Natur leidet. Je mehr wir uns von unserem Urgrund entfernen und ihm gegenüber gleichgültiger werden, desto mehr leidet dadurch auch das Gefühl jedes Einzelnen für sich selbst. Als natürliches Wesen hat jeder von uns einen Instinkt oder eine Intuition für die Bedürfnisse von Körper und Geist. Wenn wir nicht mehr fähig sind, diesem Gespür nach zu leben, stellen sich negative Seelenzustände ein. Im schlimmsten Fall, wenn diese nicht zeitig aufgelöst oder umgewandelt werden, stellen sich auch körperliche Beschwerden ein. So gesehen wird man

Die Liebe zur Natur und der Respekt vor ihr als der Quelle allen Lebens bilden die Grundlage für die therapeutische Arbeit mit pflanzlichen Heilmitteln. Es ist sehr erfreulich, dass immer mehr Menschen die Heilkräfte der Natur in ihr Leben einbeziehen möchten, selbstverständlich ohne ganz auf die positiven Möglichkeiten der Schulmedizin zu verzichten.

In der Natur finden wir den Schatz unserer eigenen Persönlichkeit gespiegelt wieder. Durch die Arbeit mit Blütenessenzen erfahren wir einzelne Stimmungslagen als Teile unseres Ichs und uns selbst als Teil des Naturganzen.

deswegen krank, weil man nicht seiner Natur nach gelebt hat. Die Krankheit fordert einen auf, sich wieder auf sich selbst und auf seine Wurzeln zu besinnen. Zur Vorbeugung und um diesem allgemeinen Missstand abzuhelfen, ist zunächst grundsätzlich die Bereitschaft zu einem größeren Miteinander von Mensch und Natur notwendig. Wenn man die ursprüngliche Verbundenheit zu allem, was um einen herum lebt und wächst, wiederhergestellt hat, wird sich auch die Wahrnehmung für die eigenen inneren Prozesse wieder schärfen. Man wird feinfühliger für die eigenen geistig-seelischen Impulse und die, die uns die Natur als Wegweiser geben kann.

Entdecken Sie die Natur neu

Gerüstet mit diesen Erkenntnissen sollten Sie häufige und ausgedehnte Spaziergänge in der freien Natur unternehmen. Suchen Sie nach Möglichkeit Gegenden auf, wo Sie nicht mit Verkehrslärm oder anderen Beeinträchtigungen des Naturerlebnisses in Berührung kommen. Am schönsten und am bereicherndsten für Körper, Geist und Seele sind selbstverständlich geschützte Gebiete, in deren natürliche Vegetation der Menschen noch wenig eingegriffen hat.

Wandern Sie mit offenen Sinnen durch Wälder, Wiesen und Felder, an Bächen, Flüssen und Seen entlang. Versuchen Sie, alles um sich herum ganz bewusst wahrzunehmen, und verlieren Sie sich nicht in Gedanken. Hören Sie den unterschiedlichen Geräuschen zu, denen der Wildtiere und Vögel, dem Säuseln des Windes, dem Rascheln der Blätter und dem Knacken der Äste. Schnuppern Sie die verschiedenen Gerüche von Blumen, Gräsern und Bäumen, von Erde und Wasser. Berühren Sie Pflanzen und spüren Sie, wie sie sich anfühlen. Lassen Sie all diese Eindrücke so intensiv wie möglich auf sich einwirken.

Wenn Sie offen und empfänglich für die Reize der Natur sind, werden Sie sich während des Gehens entspannen. Sie fühlen sich befreit von den Sorgen und Problemen des Alltags. Neue Gedanken werden in Ihnen aufsteigen, Assoziationen werden hergestellt und Erinnerungen wachgerufen. Genießen Sie die Natur in ihrer ganzen Schönheit. Machen Sie sich

Schulen Sie auf Ihren Wanderungen und Spaziergängen durch die Natur Ihre Sinne. Machen Sie Halt vor den Bäumen, an denen Sie vorbeigehen, betrachten Sie die Struktur ihrer Rinde, und befühlen Sie sie. Horchen Sie auf die Geräusche des Windes, das Singen der Vögel, oder lauschen Sie der Stille. Riechen Sie an Halmen und Blättern, an der Erde, an Blüten und an Steinen. Tauchen Sie Ihre Hände in fließendes Wasser.

dabei bewusst, dass Sie ein kleiner Teil von ihr sind. Aber vergessen Sie auch nie, dass das komplizierte Gefüge Natur empfindlich ist, und dass aus diesem Grunde jeder einzelne von uns respektvoll und behutsam mit ihm umgehen sollte.

Gespür für Pflanzenenergien entwickeln

Wenn sich nach vielen Streifzügen und Aufenthalten in der Natur ein positives Grundgefühl zwischen Ihnen und Ihrer natürlichen Umgebung eingestellt hat, können Sie sich an das eigentliche Auffinden Ihrer Blüten machen. Versuchen Sie als erste Übung einmal, eine Pflanze mit ihren feinen Schwingungen wahrzunehmen. Lehnen Sie sich dazu vielleicht an einen Baum, der Ihnen gefällt, spüren Sie die Rinde mit Ihren Fingern, und fühlen Sie, welche Kräfte in ihm wirksam sind. Entspannen Sie sich, und versuchen Sie dabei, eine Art innerer Verbindung zu dieser mächtigen Pflanze herzustellen. Vielleicht können Sie jetzt ihre unsichtbaren Kräfte und ihre Lebensenergien erspüren. Diese ließen eines Tages das Samenkorn aufgehen, dann einen winzigen Trieb durch die Erde wachsen, und dann sorgten sie unermüdlich dafür, dass sich der Baum immer weiter entwickeln und entfalten konnte.

Pflanzen als Lehrmeister

In dieser Hinsicht, der der Entwicklung des eigenen Seins und der eigenen Persönlichkeit, können die Pflanzen für Sie ein unschätzbares Vorbild sein. Sie lernen von ihnen nicht nur, Lebenskraft aus sich selbst heraus zu entfalten, sondern auch, Ihre Anlagen zu erkennen, sie zu nutzen und zu fördern und so zu innerer Stärke und Stabilität zu finden. Ihre Blütenenergien schließlich können Ihnen auf dem Weg dorthin helfen, der durch die verschiedensten inneren und äußeren Hemmungen und Zwänge oft beschwerlich sein kann. Bis sich ein intensiver Kontakt mit der Pflanzenwelt einstellt, wird einige Zeit vergehen, denn auch dies ist eine Frage der Übung. Ist er Ihnen geglückt, so wird es jetzt Ihr Anliegen sein, aus der Pflanzenvielfalt Ihre Blüte herauszufinden.

Je mehr Sie Ihre Sinne der Natur öffnen können, desto stärker werden Sie auch die Energien der Pflanzen spüren. Irgendwann werden Sie diese nicht mehr berühren müssen, um mit ihnen »sprechen« zu können und ihre Botschaft zu verstehen. Empfinden Sie Ihre immer weiter wachsende Sensibilität für die Natur als beglückendes und zutiefst zufriedenstellendes Erlebnis.

Die eigenen Blüten finden

Blüten für jede Lebenslage

Mit zunehmender Erfahrung und Übung werden Sie auch ohne eine thematische Vorgabe spontan empfinden können, welche Blüten Ihnen die für Sie geeigneten Essenzen liefern.

Ihre derzeitige Lebenssituation mit ihren Problemen, Konflikten oder gesundheitlichen Störungen entscheidet darüber, welche Blüte in dieser Phase angemessen ist. Schließlich muss sie in der Lage sein, Ihnen die nötigen feinstofflichen Informationen und damit einen gezielten Anstoß zur Harmonisierung Ihres Innenlebens zu geben.

Als Einstieg ist es sehr hilfreich, wenn Sie mit einer klar formulierten Vorgabe auf Blütensuche gehen. Zu diesem Zweck machen Sie sich Ihr zentrales Thema, also das Problem, das zur Zeit für Sie im Mittelpunkt steht, deutlich klar. Es kann beispielsweise so lauten: »Ich habe derzeit Schwierigkeiten damit, auf andere Menschen zuzugehen«, oder: »Ich bin momentan im Alltag nicht motiviert.« Wenn Sie sich über die aktuelle Seelenlage bewusst geworden sind, so stellen Sie sich innerlich darauf ein, diejenigen Blütenschwingungen zu finden, die zur Umwandlung Ihres Themas in positive Energie beitragen können.

Die Wirkung der Blüte erspüren

Jede Blütenart hat ihre spezielle Wirkung. Bei Heilpflanzen ist diese katalogisiert und in der Fachliteratur nachlesbar. Denken Sie jedoch auch daran, dass jede Pflanze darüber hinaus für sich ein Einzelwesen darstellt, in dem die heilenden Schwingungen vielleicht stärker, vielleicht schwächer vorhanden sind. Achten Sie daher besonders darauf, dass Ihre Pflanze an einem gesunden und geschützten Standort groß geworden ist.

Wenn Sie nun einen Gang durch den Garten oder einen Spaziergang in der freien Natur unternehmen, so achten Sie genau darauf, zu welcher Pflanze Sie sich intensiv hingezogen fühlen. Ist es die für Sie passende, so wird Sie ein warmes, beglückendes Gefühl durchströmen.

Um die Blütenenergie, ihre feinstofflichen Informationen und ihre Heilkräfte genauer bestimmen zu können, sollten Sie die Pflanze an ihrem Standort in der Natur auf sich wirken lassen. Betrachten Sie sie genau, achten Sie auf ihren Wuchs, ihre Farben, ihre Blätter, riechen Sie an ihr, berühren Sie sie behutsam. Schauen Sie sich auch an, in welchem Umfeld sie steht, was in ihrer Nachbarschaft wächst, ob sie viel Sonnenlicht oder viel Schatten bekommt. Lassen Sie alles, was Ihnen die Pflanze in diesen ersten Momenten mitzuteilen hat, auf sich wirken. Dadurch sollten Sie einen ersten Zugang zur Botschaft der Blüte erlangen. Als weiteres Hilfsmittel, um der Pflanze näher zu kommen, können Sie auch Ihr Wissen über ihre Eigenschaften in der Naturheilkunde verwenden.

Lassen Sie Ihre Intuition entscheiden

Heilende Blütenkräfte erspüren

Sie haben das Einsetzen der Intuition schon bei der Auswahl der richtigen Blütenessenz als hilfreiches inneres Wissen kennengelernt. Wenn Sie möchten und dazu bereit sind, können Sie dieses Potenzial auch im direkten Kontakt mit der Blüte nutzen. Wenn Ihre Verbindung zur Natur sich durch Übung und Erfahrung im Umgang mit den Blütenessenzen intensiviert hat, sollte Ihnen dies nach einiger Zeit gelingen. Selbstverständlich benötigen Sie auch hier Geduld mit sich, denn beim intuitiven Erspüren der feinstofflichen Information der Blüten ist die Fähigkeit zur meditativen Versenkung vonnöten. Diesen gewollten Zustand absoluter Entspannung erreicht man meist erst nach einigem Training. Lesen Sie sich dazu noch einmal genau das Kapitel »Intuition – das unbewusste Wissen« ab Seite 72 durch.

Die pflanzliche Botschaft verstehen

Wenn Sie die Blüte, die Ihnen am meisten zusagt, mit Hilfe Ihres Gespürs ergründen möchten, bleiben Sie beim Standort der Pflanze. Sorgen Sie dafür, dass Sie von jetzt an ungestört bleiben, und pflücken Sie dann vorsichtig, ohne die Pflanze zu beschädigen, mehrere voll aufgeblühte und gesunde Blüten. Nehmen Sie diese locker in Ihre linke, Ihre aufnehmende Hand.

Atmen Sie jetzt tief ein und aus, und entspannen Sie sich dabei. Richten Sie Ihre ganze Konzentration auf die Blüten in Ihrer Hand. Achten Sie bitte darauf, sich nicht auf die gesamte Pflanze oder andere Teile von ihr zu konzentrieren, denn dies führt meistens zu einer unklaren oder ungenauen Aussage. Sie haben nur die Blüten und ihre Wirkkraft vor Ihrem inneren Auge. Wenn Sie die Schwingungen der Blüten aufgenommen haben, werden Sie spüren können, welchem menschlichen Lebensbereich sie entsprechen. Das geschieht – typbedingt und individuell verschieden – entweder über körperliche Reaktionen, beispielsweise ein Wärmegefühl, oder über Gefühle, möglicherweise Erinnerungen, gedankliche Verknüpfungen und Bilder.

Während einer Meditation verlässt der Mensch seine Verstandesebene. Gelingt ihm die Versenkung in sein inneres Selbst, so findet er sich in einem Zustand wieder, der sozusagen vor dem Verstand liegt. Die buddhistischen Mönche, die die Kunst der Meditation nutzen, um ihrem Gott nahe zu kommen, sprechen von diesem Bereich als dem Garten der Seele.

Das Erfassen der Schwingungen einer Blüte macht sich bei sehr sensitiven und naturnahen Menschen häufig in körperlichen Reaktionen bemerkbar.

Die eigenen Blüten finden

> ### Befragen Sie Ihre innere Stimme
>
> Sie können Ihre Intuition auch wieder direkt mit Hilfe der folgenden Fragen ansprechen:
>
> - Welche negativen Zustände und welche seelischen Blockaden spricht diese Blüte an?
> - Wie lautet ihre Grundaussage?
> - Welche Gesundungsimpulse kann sie geben?
> - Was macht sie besonders wertvoll?
> - Was macht sie besonders aufbauend?
> - Was macht sie besonders notwendig?
> - Wann ist sie besonders sinnvoll?
> - Ist ihre Essenz für mich persönlich wichtig?
> - Kann sie meine individuellen Probleme und Konflikte lösen?

Üben Sie sich auch hierbei wieder in Geduld. Sie sollten den Antworten immer genügend Zeit lassen, sich zu entwickeln. Versuchen Sie außerdem nicht, ihnen willentlich eine bestimmte Richtung zu geben. Überlassen Sie es ganz Ihrem inneren Wissensschatz, die richtige Heilwirkung der Blüte herauszufinden.

Helfer in jeder Lebenslage

Das Finden der für Ihre derzeitige Lebenssituation richtigen Blüte wird umso leichter, je mehr Erfahrung Sie im Umgang mit Pflanzen und Blüten gewonnen haben und je selbstverständlicher Sie Ihre eigenen Essenzen herstellen und anwenden. Sie können die Blütenbotschaften dann viel rascher entschlüsseln und mit immer größerer Sicherheit die für Sie richtige Wahl treffen. Sie werden sehen: Für jede Lebensphase, für jedes Problem und für jede Störung Ihres Wohlbefindens lässt sich eine Blüte finden, die Ihnen ihre besondere Antwort und Hilfestellung zu bieten hat. Nutzen Sie die Kräfte dieser sanften Heiler, lassen Sie sie zu einer Bereicherung für Ihr gesamtes Leben werden!

Blütenessenzen können Sie durch alle Entwicklungsphasen hindurch begleiten, die Sie während Ihres Lebens durchlaufen. Sie können Ihnen dabei helfen, Ihre Fähigkeiten deutlicher zu erkennen, sie auszubauen und auszuleben, ohne dabei die Verbindung mit dem großen kosmischen Ganzen zu verlieren, in dem Sie wachsen und sich bewegen.

Über die Autorin

Isabell Schönleben, Naturheilpraktikerin, hat sich auf körperenergetische Diagnose- und Heilverfahren spezialisiert. Ihr starker Bezug zur Natur prägt ihre Methode, sich den individuellen Zugang zu Pflanzen zur inneren Harmonisierung zunutze zu machen.

Literaturnachweis

Heinke, Dagmar P.: Sanft heilen mit Bach-Blüten. Südwest Verlag. München 1995
Kruppe-Bittau, Claudia: Aufbruch in ein neues Gesundheitsverständnis. Aufsatzsammlung. Elbbrücken-Verlag. Hamburg 1994
Röcker, Anna Elisabeth: Die Bach-Blüten Hausapotheke. Südwest Verlag. München 1996
Weltzien, Diane von (Hrsg.): Das große Praxisbuch der Aura- und Chakra-Arbeit. Wilhelm Goldmann Verlag. München 1993

Hinweis

Das vorliegende Buch ist sorgfältig erarbeitet worden. Dennoch erfolgen alle Angaben ohne Gewähr. Weder Autorin noch Verlag können für eventuelle Nachteile oder Schäden, die aus den im Buch gemachten praktischen Hinweisen resultieren, eine Haftung übernehmen.

Bildnachweis

AKG, Berlin: 6; Bavaria, Gauting: 1 (TCL); Bilderberg, Hamburg: 54 (Wolfgang Volz), 62 (S. Elleringmann), 77 (Frieder Blickle); Botanik-Bildarchiv Laux, Biberach a. d. Riß: 18, 20, 22, 25, 27, 30, 34, 39, 42, 44, 46, 49, 52; Das Fotoarchiv, Essen: 14, 16 (Andreas Riedmiller); Nagy Michael, München: U1; Pflanzenarchiv Lavendelfoto, Hamburg: 32, 37 (Gerhard Höfer); Südwest Verlag, München: 9 (M. Zuche), 61, 84 (Michael Nagy); The Image Bank, München: 89 (Frank Whitney); Tony Stone, München: U4 (Simon McComb), 67 (Rick Raymond), 88 (Carol Ford)

Impressum

© 1998 Südwest Verlag GmbH & Co. KG, München
Alle Rechte vorbehalten. Nachdruck – auch auszugsweise – nur mit Genehmigung des Verlags.

Redaktion:
Nicola von Otto, Andrea-Anna Cavelius, Constanze Lüdicke
Projektleitung:
Stephanie Wenzel
Redaktionsleitung:
Dr. med. Christiane Lentz
Bildredaktion:
Sabine Kestler
Produktion:
Manfred Metzger
Umschlag:
Heinz Kraxenberger, München
DTP/Satz:
satz & repro Heinrich Grieb
Druck:
Color-Offset, München
Bindung:
R. Oldenbourg, München
Printed in Germany

Gedruckt auf chlor- und säurearmem Papier

ISBN 3-517-07530-2

Register

Analysegespräch
   (Grundregeln) 87
Ängste 10, 23, 43ff., 64f., 68
Antriebslosigkeit 18f., 32, 68
Arthrose 19
Artischocke 13, 17ff., 57, 69ff.
Aspen (Espe) 13
Asthma 34
Auflagen 6

Bach, Dr. Edward 7f., 10, 15
Bach-Blüten 7ff.
   – im Überblick 10f.
   – Sammeln von 12
Beinwell 19ff., 57, 69ff.
Birke 22ff., 57, 69ff.
Blasenkatarrh 22ff.
Blüten sammeln 55f.
Blütenbotschaften
   entschlüsseln 93f.
Blütenessenzen
   – Auswahl 8f., 66ff., 75ff.
   – Behandlung anderer 86f.
   – Behandlungsdauer 80f.
   – Dosierung 78f.
   – Eigenherstellung 13ff., 57ff.
   – Einnahme 77ff.
   – heimische 13ff.
   – heimische im Überblick 16ff.
   – Lagerung 78
   – Nebenwirkungen 16, 82
   – Umgang mit 62ff.
   – Zusammenstellung 66, 76f., 81
Blütenkräfte, heilende, erspüren 93f.
Blütenmischung, persönliche 88ff.
Blütentagebuch 85
Blutergüsse 26
Brennnessel 12, 57, 69ff.
Bronchitis 34

Cholesterin 17
Depressionen 18f.
Einsamkeit 10, 43, 68
Entschlusskraft 37f., 50, 53, 70
Erkältungen 29, 34, 46, 48
Erstreaktionen 82f.

Fieber 29
Flexibilität 20f., 71

Gicht 19, 22, 24

Haarprobleme 22, 24
Hahnemann, Dr. Samuel 7
Hamamelis 26ff., 57, 69ff.
Hämorrhoiden 43
Hautprobleme 24, 26, 46, 48, 79, 83
Heilpotenziale 19, 21, 24, 26, 28, 31, 33, 36, 38, 40, 43, 45, 48, 50, 53
Holunder 29ff., 57, 69ff.
Homöopathie 83f.

Interesse, fehlendes, an der Realität 10
Intuition 72f., 77, 88f., 93f.

Jasmin 31ff., 57, 69ff.

Knochenbrüche 19
Kochmethode 57, 60f.
Konfliktscheu 29, 31, 69
Königskerze 12, 34ff., 57
Kopflastigkeit 49f.

Larch (Lärche) 13
Lavendel 36ff., 57, 69ff.
Lebenslust 33, 71
Löwenzahn 39f., 57, 69ff.

Meditation 74, 76, 78, 87f., 93
Mensch und Natur 88ff.
Mimulus (Gauklerblume) 13
Mischungsverhältnis 78
Mustard (Wilder Senf) 13
Mutlosigkeit 11

Naturerlebnisse 90f.
Nierenleiden 22ff.

Öle, ätherische 4

Pessimismus 25f., 70
Pflanzenbestimmungsbuch 54ff.
Pflanzenenergien wahrnehmen 91f.
Prellungen 19

Rheumatische Beschwerden 19, 22, 24, 36, 39, 41
Rhododendron 41ff., 57, 69, 71
Ringelblume 12f., 43ff., 57, 69ff.

Sammelutensilien 56
Schlaf 36f.
Seelenzustände, negative 19, 21, 24, 26, 28, 31, 33, 36, 38, 40, 43, 45, 48, 50, 53
Selbstanalyse 62ff., 72, 77, 80ff.
   – Kriterien 65
Selbstheilung, innere 8, 62, 74
Selbstständigkeit 47f., 71
Selbstüberforderung 36, 70
Selbstvertrauen 23, 28, 33, 35f., 45, 71
Sonnenhut 46ff., 57, 69ff.
Sonnenmethode 57ff.
Sorge um andere 11
Spitzwegerich 12, 48ff., 57, 69ff.
Star of Bethlehem (Doldiger Milchstern) 13
Stimme, innere
   → Intuition
Stock-Bottles 12, 59f., 77

Tarot 74f.
Teeaufguss 6, 38, 49
Toleranz 39f., 71

Übersensibilität 11
Unruhe 37, 53
Unsicherheit 10

Verbrennungen 43
Verdauung 17, 38, 51
Verstauchungen 19
Verzweiflung 11
Vorurteile 39f.

Wermut 51ff., 57, 69ff.
Wundheilung 26, 43, 46, 48